Título original: LE QI GONG ANTI-ÂGE by Yves Réquéna

© Editions Guy Trédaniel-Paris 2010

© 2019 by Editorial Kairós, S.A.
  Numancia 117-121, 08029 Barcelona, España
  www.editorialkairos.com

Fotografías de las demostraciones de Qi Gong © Gilbert Fallissard
Caligrafías: Fong Jok Wah
Creación gráfica: Studio Azoé
Fotocomposición: Moelmo, S.C.P. 08009 Barcelona
Imágenes: © Azoé, Fotolia, Phovoir
Realización de las imágenes del vídeo: DOWNTOWN
Realización del audio del vídeo: Onasound
Revisión: Alicia Conde
Impresión y encuadernación: Índice. 08040 Barcelona

Primera edición: Noviembre 2019
ISBN: 978-84-9988-716-6
Depósito legal: B-21.827-2019

Yves Réquéna

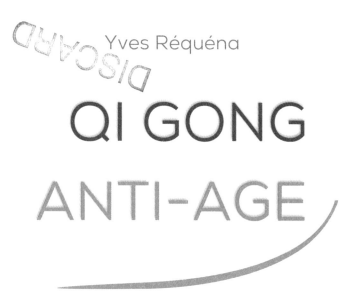

QI GONG

ANTI-AGE

Traducción del francés de
Miguel Portillo

editorial Kairós

Sumario

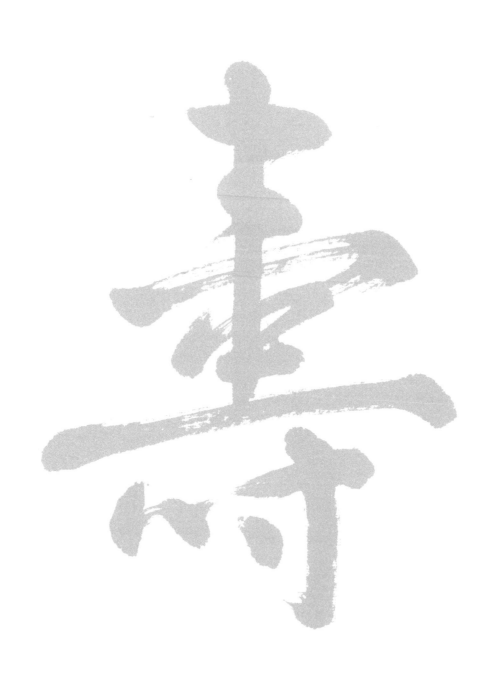

Plena forma
y **longevidad**

DESDE EL PRINCIPIO DE LOS TIEMPOS, la civilización china ha considerado el *Qi Gong* como su joya más preciada. ¿Por qué? Pues porque este arte corporal se apoya en la circulación de la energía (el *Qi*), el mismo principio que prevalece en la acupuntura, y que cuenta con la reputación de aportar una gran longevidad a quienes lo practican. Según la tradición, el *Qi Gong* estimula la vitalidad y las capacidades psicológicas, sea cual sea la edad que se tenga.

En Occidente, y en general en todo el mundo, ha aumentado enormemente el número de personas mayores de 60 años. Quienes tenían 60 años en 2008 tuvieron 20 años en 1968. Se trata de la generación de mayo del 68, del *peace and love*, la del *baby boom* de después de la Segunda Guerra Mundial.

En parte por esa causa nuestros investigadores se interesan mucho en la actualidad en limitar y retrasar los efectos del envejecimiento, y en mantener todo el tiempo que sea posible las capacidades funcionales del organismo que envejece. Se trata a la vez de un interés general de salud pública, y también económico, a fin de aligerar la carga de las personas dependientes y las hospitalizaciones prolongadas, que acaban siendo una amenaza para las finanzas de los seguros médicos.

También interesa, a título personal, a nuestros mayores, y por previsión, a toda persona a partir de los 40 años, pues, según el adagio: «Más vale prevenir que curar». O si lo prefieren: «Más vale prevenir que envejecer».

La medicina occidental ha creado una formación universitaria especializada en el antienvejecimiento. En Francia, ese diploma se denomina *Médecine morphologique et anti-âge* («Medicina morfológica y antienvejecimiento»), una especialidad reconocida por las asociaciones médicas y la universidad. En este marco ya está presente el interés por el *Tai Ji Quan* y el *Qi Gong*. Como he podido comprobar a través de numerosas conferencias en el contexto de esta disciplina, cada vez son más las residencias de ancianos en Estados Unidos que incluyen *Qi Gong* y *Tai Ji Quan* en sus programas de actividades, y también en Francia y en otros países europeos.

A mí me parece que esto no es más que el principio. Por lo que a mí respecta, practico *Qi Gong* desde 1983, cuando tenía 36 años. No practico necesariamente todos los días de la semana, pero sí casi todos. Lo enseño en cursillos al menos dos fines de semana completos al mes, tanto en Francia como en el extranjero. Los efectos tan positivos que constato en mí mismo gracias a esta práctica me han proporcionado el entusiasmo y el impulso necesario para comunicárselo a los demás, pues es evidente que gozo de una vitalidad permanente que sorprende a mi entorno. Poseo la misma soltura y flexibilidad que cuando tenía 40 años, mi memoria está intacta, la moral es excelente. Leo sin gafas, no padezco ningún dolor ni ninguna enfermedad. Mi tensión arterial es normal. Los niveles de glucemia, colesterol, urea, triglicéridos y ácido úrico son normales, a pesar de llevar una vida trepidante, con desplazamientos constantes y muchos hoteles y restaurantes. Estoy absolutamente seguro de que debo esta salud excelente a mi práctica regular. Otras personas de edad más avanzada que yo, y que también practican *Qi Gong*, manifiestan igualmente una vitalidad perfecta y un gran entusiasmo por vivir, como Jean Masson –de Agen–, que a sus 87 años tiene 120 alumnos en sus cursos semanales. Citaré sus testimonios en este libro. Tras crear una escuela de formación de *Qi Gong* con Nicole Lenzini en 1989, hemos tenido el placer de abrir nuestras puertas, a lo largo de todos estos años, a «jóvenes debutantes» de 70, 75 años y más mayores, que han realizado con nosotros sus tres años de estudios. Esas personas continúan enseñando, aunque algunas ya han sobrepasado los 80 años de edad, y poniendo en forma a padres y madres mucho más jóvenes que ellas. Por eso he creado un programa de *Qi Gong* anti-age para los profesionales y personas mayores, así como otros proyectos que se basan en el *spa* y el *coaching* personal, para ayudar a que las personas motivadas se beneficien todo lo posible de esta técnica.

Todos estos hechos incontestables me han llevado, como científico, a explorar la bibliografía de las investigaciones internacionales sobre el *Qi Gong*. Cito algunas de ellas a lo largo de la obra, pero diría que a los chinos contemporáneos les preocupa mucho demostrar científicamente la leyenda de su civilización: el *Qi Gong* es un arte de salud y longevidad. Más adelante demostraré que, para vivir una vejez saludable, hay que empezar ya mismo, se tenga la edad que se tenga. Y ese es el resultado que ofrece la práctica del *Qi Gong*: lo que he denominado la optimización de la salud o el estado de supersalud. Es decir, la plena forma y longevidad son un único y mismo objetivo que concierne a todas las edades.

A continuación, entraremos progresivamente en el mundo del *Qi*, de la «energía», que desarrolla el *Qi Gong*, pero antes una aclaración sobre la expresión antienvejecimiento.

Desde luego que anti-age no significa estrictamente lo que sugiere: oponerse a la edad, impedir el envejecimiento o rejuvenecer. Es una expresión que en la actualidad ha sido adoptada por el público y nosotros la adoptamos, tal cual, con las debidas reservas. Detener el proceso de envejecimiento es imposible porque el envejecimiento es inexorable.

Pero, no obstante, desde el punto de vista funcional, podremos mejorar muchas cosas a través de la práctica, sea cual sea la edad a la que se comience, incluso a los 80. Se recuperará flexibilidad, aliento, rendimiento cardiovascular, memoria; serán muchas las enfermedades y los síntomas que podrían mejorar, en especial la hipertensión, la diabetes y sobre todo los reumatismos, la depresión, la hipersensibilidad al frío, la fatiga, etc. Esa es la razón por la que los practicantes hablan de esa sensación subjetiva y deliciosa de rejuvenecer, de sentirse con cinco, incluso con diez años menos que antes de iniciarse en el *Qi Gong*.

➔ **El objetivo es, pues, avanzar en la vida, para después, más tarde, envejecer estando totalmente sanos todo el tiempo posible, y disfrutar durante los máximos años que podamos de nuestras facultades físicas y psíquicas al completo. Es lo que en la tradición china se denomina introducir primavera en la vejez.**

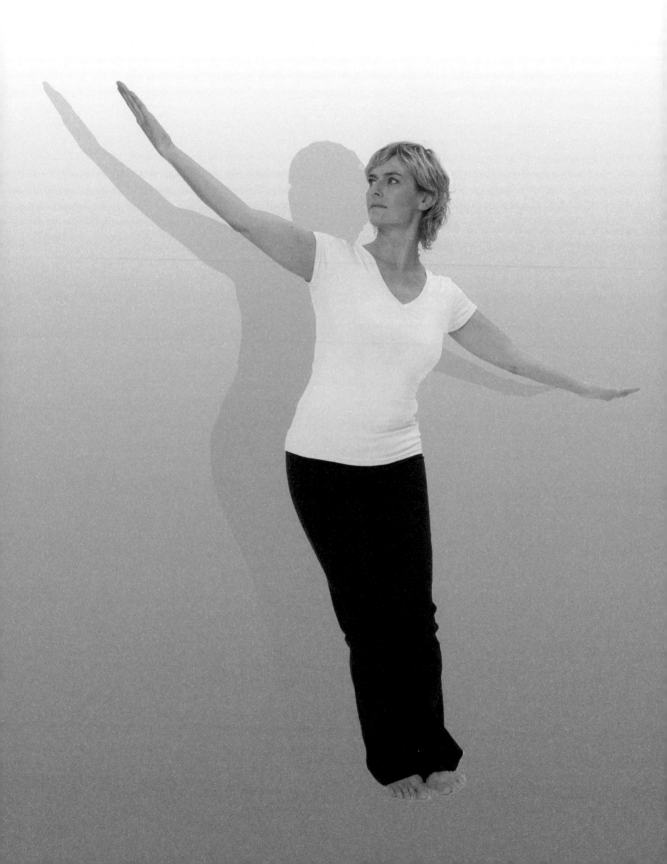

Primera parte

teoría del
Yang Sheng

Quien conoce el *Qi* conoce la vida

▸▸ DEFINICIÓN DEL *QI*

El carácter chino de la palabra *Qi* ha evolucionado con el tiempo. En la actualidad se escribe:

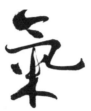

Este dibujo representa la cocción de un grano de arroz y la nube de vapor que surge.

Este fenómeno dinámico debería traducirse como «respiración», visión que los chinos comparten con el *prana* en la India y el *neuma* griego. En chino, la palabra en su acepción ordinaria se traduce como «aire». El agua con gas se llama *Qi Shui*, «agua de *Qi*», y un neumático de coche, «rueda de *Qi*», de la misma manera que la palabra neumático procede de *neuma*. Para distinguir el *Qi* del cuerpo, o simplemente la inspiración o espiración, los acupuntores han traducido *Qi* como «energía». Y luego el término siguió ahí, estando poco claro lo que quiere decir *Qi*. La idea contenida en el *Qi* es «fenómeno dinámico», fenómeno inherente a todo lo que existe en el plano material manifestado. Se habla del *Qi* del universo, del *Qi* del sol, del *Qi* de la luna, del *Qi* de la naturaleza, del *Qi* de un árbol, del océano, de una cascada, etc.[1]

▸▸ *ZHEN QI*, EL *QI* DEL CUERPO

Nuestro cuerpo también está dotado de *Qi*, y este *Qi*, dinámico, puede circular de abajo arriba, de arriba abajo, del interior al exterior e inversamente. El *Qi* circula sobre todo por los *Jing Lo*, literalmente canales, ríos, llamados meridianos en el lenguaje tradicional de los acupuntores. Pero además el *Qi* circula por todas partes, por todo el cuerpo: por los músculos, las vísceras y hasta por la célula más minúscula, pues se dice que «sin *Qi* no hay vida».

---

1. A este respecto leer *Pour mieux comprendre le Qi*, de Ken Rose y Zhang Yu Huan (Guy Trédaniel Éditeur, 2006).

El *Qi* de todo el cuerpo de denomina *Zhen Qi*, el *Qi* correcto o *Qi* auténtico. Pero a su vez está compuesto de diversos *Qi* o energías: las energías hereditarias, heredadas de nuestros padres, y las energías adquiridas que elaboramos a través del proceso de respiración y alimentación.

El cuerpo capta el *Qi* del aire al respirar. Se trata del *Qi* del Cielo, *Da Qi*. Está relacionado con el aire y vinculado al oxígeno, a los iones negativos y otros cuerpos químicos, incluyendo los indeseables contaminantes. También se habla de *Qi* puro y de *Qi* menos puro, dependiendo de la calidad del *Qi* respirado.

El *Qi* de la Tierra, *Gu Qi*, corresponde al *Qi* que captamos de los alimentos, distinto pero correlacionado con los valores nutricionales de esos alimentos. Pero a valor nutricional igual, un alimento natural fresco, por ejemplo bio, tendrá un *Qi* más puro que un alimento en conserva y que no sea bio.

Nuestro cuerpo está compuesto de órganos y, para los médicos chinos, cada órgano de los que componen el cuerpo posee un *Qi* propio: está el *Qi* del corazón, el *Qi* del hígado, el *Qi* del bazo, del pulmón, del riñón... Cada uno de estos *Qi* sufre la influencia de la estación, del clima: calor, frío, humedad, etc.

¿Existe un punto en común entre el *Qi* de un órgano, el *Qi* de un individuo, el *Qi* de la naturaleza y el *Qi* del universo? Los textos dicen que sí. Se trata de *Hun Yuan Qi*, una especie de energía primaria, fundamental, que representa la trama misma del universo manifestado, materializado, que la ciencia actual suscita hoy en día.

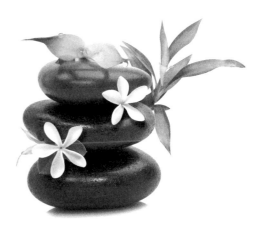

⤋ EL *QI* DE LOS ACUPUNTORES

Para comprender todavía mejor el *Qi* y en consecuencia el *Qi Gong*, daremos un rodeo pasando por la acupuntura. Para curar, la acupuntura se basa en el postulado de la existencia del *Qi*, y de las leyes que le corresponden en el organismo. En la actualidad, la comunidad científica ya no discute los efectos de la acupuntura debido a la gran acumulación de pruebas en los campos tanto de la patología como de la anestesia. Incluso se han podido identificar un gran número de mecanismos fisiológicos de acción, como el aumento de la secreción de endorfinas bajo la estimulación de agujas para anestesiar.

Pero eso no significa que los médicos comprendan, o siquiera admitan el fenómeno *Qi*. Los físicos están más abiertos, pero un médico clínico o un farmacólogo no lo están tanto debido al condicionamiento intelectual.

Digamos que su actitud vendría a ser algo así: la acupuntura funciona, pero se desconoce cómo. Y, además, el *Qi* es invisible, carece de manifestaciones físicas palpables. Y no lo sentimos en el cuerpo. ¡Falso!

En algunas circunstancias, se puede sentir el *Qi*. Cuando el acupuntor introduce la aguja y la estimula manualmente, busca y consigue en su paciente el *Da Qi*, que se traduce como: «sensación extendida del *Qi*», una forma de onda cálida o de corriente eléctrica limitada, a menudo desagradable, incluso dolorosa si se insiste. Ahora bien, esta extensión o propagación del *Qi* no utiliza necesariamente las vías nerviosas conocidas y clasificadas.

Recuerdo a una paciente muy sensible a quien pinché el *Kun Lun*, el punto 60° del meridiano de la vejiga en el tobillo izquierdo, parte externa. Inmediatamente sintió el trayecto del meridiano siguiendo el curso inverso del nervio ciático, para a continuación ascender a lo largo de la espalda hasta la nuca, volviendo a bajar por el mismo camino a la derecha hasta el tobillo derecho. Antes de esto, esta paciente no poseía conocimiento alguno del trayecto de los meridianos. Los síntomas que nos describen los pacientes también están relacionados con los meridianos, y ningún médico que carezca del conocimiento anatómico energético podrá comprenderlos.

Por otra parte, la anestesia mediante acupuntura solo se logra si se estimulan intensamente los puntos seleccionados según la zona operada a partir del trayecto de los meridianos y los principios de la acupuntura. Quien desconozca el código no podrá inducir anestesia alguna de cara a una operación, ni siquiera pinchando cien agujas.

⇥ LOS MISTERIOS DEL *QI*

El *Qi Gong* contribuye por su parte a aumentar el misterio sobre el *Qi*, pues sus aplicaciones a veces resultan muy sorprendentes: se diría que el *Qi Gong*, mediante movimientos y concentración, representa una especie de autoacupuntura de regulación general de la energía de todo el cuerpo. No es obligatorio sentir el *Qi* para percibir sus beneficios, de la misma manera que no es imperativo obtener una sensación de propagación del *Qi* para obtener resultados con la acupuntura.

El *Qi* circula de manera silenciosa. Me gusta compararla a la de la sangre. En reposo y en un estado de salud normal, la mayor parte del tiempo no sentimos la circulación de la sangre ni los latidos del corazón. Pero cuando se realiza un esfuerzo deportivo, por ejemplo, o un test de esfuerzo en cardiología, entonces es posible sentir enseguida cómo se producen las modificaciones: aceleración del corazón hasta alcanzar un ritmo tal vez violento, creando una incomodidad externa, así como la congestión de la sangre en la cabeza, el enrojecimiento, la transpiración.

Comparo el *Qi Gong* con el deporte, no tanto en esta ocasión por la sangre y el bombeo del corazón, sino por el *Qi*. En reposo, no sentimos el *Qi*, pero gracias a un entrenamiento concreto, el *Qi* «se despierta»: circula y lo sentimos circular por los meridianos, en especial a lo largo de ciertos trayectos como los meridianos *Du Mai* y *Ren Mai*, o acumulándose en un lugar del cuerpo, ya sea en el bajo vientre, el pecho, la frente o en un órgano o una región anatómica: en el plexo solar, los ojos, las articulaciones, el perineo, los genitales… Mediante el entrenamiento conseguimos que «allí donde va el pensamiento, va el *Qi*». De esta manera, el sujeto se convierte en dueño de su propio *Qi*. Así pues, *Qi Gong* querría decir «dominar la energía».

Y no es algo sin importancia, pues toda anomalía corporal –dolor, espasmo, inflamación, fractura– puede ser objeto de un cuidado inmediato por parte de uno mismo, concentrándose en llevar el *Qi* allí donde el cuerpo lo necesite. Pero todavía hay más, pues todo es de la misma naturaleza de *Qi* que la trama universal. Por ello, no existe frontera estanca entre mi cuerpo y el exterior, la naturaleza, los árboles, las estrellas, el universo… Ello permite pensar que nuestro cuerpo posee una cualidad osmótica y de permeabilidad, tanto de entradas como de salidas a través de toda la superficie de la piel. Quien domina su *Qi* a un nivel superior a la media también puede absorber el *Qi* de la naturaleza para reforzar su propio *Qi*. Lógicamente, también puede emitirse dicho *Qi*. Y a través de la palma de la mano es posible efectuar una transferencia de *Qi*, fuera del cuerpo, hacia la parte enferma de un paciente, a fin de aliviarlo. Eso se denomina *Fa Gong* o *Wai Qi*, «*Qi* externo».[2,3]

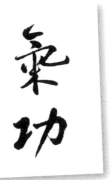

Es lo que observamos cuando en *Tai Ji* o en kung-fu un combatiente proyecta a su adversario sin que ni siquiera exista contacto físico o lo que vemos entre los famosos monjes Shao Lin cuando deben practicar *Qi Gong* para alcanzar su nivel óptimo de rendimiento. Entonces, ¿qué es en conclusión el *Qi*? Habría que hacerse la pregunta en serio y que se invirtiese en la investigación de la naturaleza física real de este fenómeno. En nuestro próximo libro, *Les Bases scientifiques du Qi Gong*, intentamos ir más lejos en el campo de las hipótesis y las pistas de investigación, a partir de lo que ya se ha demostrado del fenómeno físico del *Qi*, pues tanto chinos como japoneses trabajan por su lado en ello desde hace más de veinte años. Entonces dispondremos de las bases necesarias para saber si el fenómeno *Qi* está inducido por la fisiología viva, la circulación sanguínea, la inervación y los campos electromagnéticos o bien si, por el contrario, es el *Qi* el que ordena la materia, como pretende la ciencia china. Por el momento, quienes conocen el *Qi Gong* lo aplican por sus grandes beneficios, y especialmente a causa del rejuvenecimiento y la ralentización del envejecimiento.

⤷ Para comprender verdaderamente la manera en que el *Qi Gong* puede actuar como técnica anti-age, deberíamos hablar primero del *Qi*. Más adelante veremos los paralelismos de las diversas funciones del *Qi* con la biología.

---

2. Se puede ver el reportaje del DVD incluido en mi libro *Qi Gong, gymnastique chinoise de santé et de longévité*.
3. En la bibliografía mundial se encuentran algunas publicaciones sobre gerontología acerca de la emisión de *Qi* en ancianos.

Salvados por el *Gong*

Gong significa «disciplina», «formarse», «entrenarse», «trabajar», «dominar».

El carácter *Qi* unido a *Gong* define un...

▶▶ **ARTE CORPORAL Y MENTAL CHINO** que utiliza ejercicios en movimiento, así como ejercicios estáticos, de pie, sentado o tumbado. También emplea automasajes y cuidados terapéuticos. Los movimientos pueden ser rápidos e intensos, pero por lo general son lentos.

Se ejecutan sincronizados con la respiración y con una concentración particular, con objeto de despertar los flujos de energía en el cuerpo. Despertar los flujos de energía en el cuerpo conlleva varios objetivos:

■ Mantener la salud y optimizar las aptitudes corporales y mentales.

■ Reparar el organismo cuando este sufre.

■ Prevenir los efectos de la edad y repararlos parcial o totalmente cuando estos se manifiesten.

▶▶ **EL *QI GONG* EXTERNO** está compuesto, como el deporte o cualquier arte de combate rápido, de movimientos ejecutados con rapidez, que movilizan los músculos y la flexibilidad articular capaz de acelerar el ritmo cardíaco y la respiración hasta el punto de provocar transpiración, actuando así sobre el ritmo aeróbico y el trabajo de la bomba cardíaca.

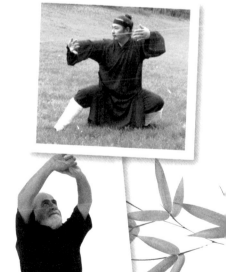

▶▶ **EL *QI GONG* INTERNO** está compuesto, al contrario de los deportes, de movimientos lentos, como una gimnasia o una danza ejecutada a cámara lenta o casi, con una respiración controlada, normalmente con la inspiración y la espiración por la nariz. No implican transpiración ni aceleración exagerada del ritmo cardíaco.

Aquí, el objeto es desarrollar el *Qi*, y con ello la vitalidad, favoreciendo su circulación. Se practica a todas las edades, con objeto de reforzar la salud, y es perfecto para las personas de la tercera edad.

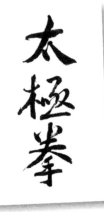

▸▸ EL *TAI JI QUAN*, en su forma desarrollada, incluye 108 figuras, y por ello entraña cierta dificultad memorizarlas, a fin de practicarlas en solitario cada día. Pero existen formas cortas de 24 o 48 movimientos, que en realidad son más movimientos de *Qi Gong* que de *Tai Ji*.

Por el contrario, el *Qi Gong* está constituido por movimientos simples y breves, de apenas unos pocos segundos, que se repiten tantas veces como se desee hasta sentir sus efectos en el cuerpo y en la energía, antes de pasar al movimiento siguiente.

▸▸ *QI GONG* Y *TAI JI QUAN* forman parte de la medicina china, junto con la acupuntura, la dietética, los masajes, la farmacopea...

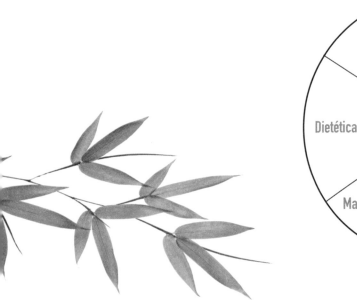

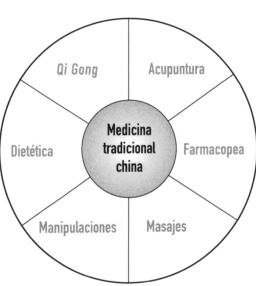

⇢ DIFERENCIA ENTRE *TAI JI QUAN* Y *QI GONG*

El *Qi Gong* es un arte milenario de salud, que incluye ejercicios rápidos o lentos, con el objeto de desarrollar la energía vital del cuerpo y hacerla circular.

El *Tai Ji Quan* nació en el siglo XIII, es decir, ¡al menos dos milenios después que el *Qi Gong*! Es un arte marcial que se practica lentamente durante el entrenamiento. Se inspira en el *Qi Gong*. El verdadero entrenamiento en *Tai Ji Quan* es de hecho un *Qi Gong*. Para alcanzar una verdadera eficacia marcial, el sujeto debe desarrollar su vitalidad en el centro del bajo vientre, y hacer que circule periféricamente, por manos y pies, para poder desequilibrar y derribar al adversario. Esta práctica, aunque marcial, se beneficiará de los efectos generales del *Qi Gong*: vitalidad, curación y longevidad.

Qi Gong y *Tai Ji Quan* pueden practicarse por separado o bien asociados mediante una práctica regular armoniosa.

⇢ ¿QUÉ ES, PUES, EL *QI GONG*?

En definitiva, el *Qi Gong* no es un deporte, ni siquiera una gimnasia, aunque sea cómodo utilizar el término «gimnasia tradicional china». ¿Decimos que el yoga es una gimnasia? No, de ninguna manera. Habría que hablar más bien de arte energético corporal, un término que ya propuse en 1997 y que ha sido adoptado por el conjunto de la profesión. Por otra parte, *Qi Gong* quiere decir entrenar con energía, practicar, desarrollar la energía.

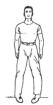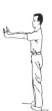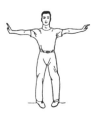

Se puede hablar de *Qi Gong* cuando la práctica comprende el tríptico movimiento/respiración sincronizada/concentración.

La concentración –*Yi* en chino– es más bien la atención trasladada a una parte del cuerpo al mismo tiempo que el movimiento, para facilitar el desplazamiento de la energía hacia ese lugar:

«El *Qi* va donde vaya *Yi*.»

El *Qi Gong* está compuesto de automasajes, de movimientos, de posturas inmóviles de pie, de caminatas, de ejercicios sentados y tumbados. En todos los casos, se controla la respiración. Si se trata de un *Qi Gong* interno, el más conveniente en cuestión de anti-age, los movimientos son lentos y están sincronizados con la respiración.

Hay que traducir *Yi* como «pensamiento», «intención».

Al principio, el fenómeno es silencioso. Luego se va sintiendo algo progresivamente: calor, hormigueo, ligereza o pesadez, desplazamiento interno bajo la forma de una onda, de una corriente, indicando que la energía se ha multiplicado y se desplaza.

Las consecuencias indirectas que siente todo practicante, incluso los principiantes, son la sensación de relajación, de limpieza, de purificación del cuerpo, de reaprovisionamiento y de pacificación de la mente.

Estas sensaciones son resultado de una regulación del flujo de energía en el cuerpo y en los meridianos, del aumento de la energía vital y de su distribución armoniosa por todas partes, a fin de regenerar el cuerpo. Esto que se cultiva en uno mismo a través de la práctica se denomina el «principio vital». El *Qi Gong* consiste, pues, en nutrir el principio vital, *Yang Sheng*, aunque eso signifique utilizar las energías de la naturaleza para lograrlo.

▸▸ UN ARTE QUE DESARROLLA NUESTRAS FACULTADES FÍSICAS, NEUROLÓGICAS Y PSÍQUICAS

Desde una perspectiva más amplia y global de la manera de funcionar del *Qi*, intentaré reflexionar sobre sus efectos excluyendo el concepto mismo de *Qi*.

Así pues, aparte de esos aspectos específicamente energéticos, como el *Qi Gong* es un arte, y no una simple gimnasia, el practicante se ve empujado a mejorar sin cesar sus movimientos y a buscar la perfección, un poco como los bailarines, los mimos o un arquero.

En esta búsqueda, se ponen en funcionamiento y mejoran diversas funciones fisiológicas y mentales:

- La motivación es lo más importante: gracias a un objetivo establecido que estimula a las personas, sobre todo en grupo y en sesiones regulares.

- La aptitud de cara al aprendizaje de los movimientos y su encadenamiento, a veces tan complejo como en el *Tai Ji Quan*.

- La coordinación, para lograr el gesto preciso.

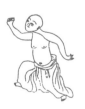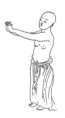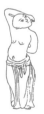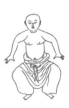

- El equilibrio, que se refuerza.

- La fluidez, que aparece cuando se domina la adquisición de la forma, la coordinación y el equilibrio.

- La flexibilidad y la elasticidad, conservadas y aumentadas por el entrenamiento regular.

- El esquema corporal, que mejora por la necesidad de hacerse consciente de todas las partes del cuerpo, incluyendo aquellas que no se ven, en la parte posterior del cuerpo, y los desplazamientos hacia atrás y en todas las direcciones; esquema corporal refinado mediante el cuidado puesto en la sincronización al ralentí. Que un brazo pueda hacer una cosa mientras que el otro hace otra y lo mismo con las piernas. De ahí la importancia cuando se conocen, en psicomotricidad, las relaciones entre esquema corporal, equilibrio de la personalidad y humor.

- La distensión, para permitir que el *Qi* circule y que los gestos sean armoniosos y no bruscos.

- Esta distensión disminuirá, como ya se ha demostrado, el tono simpático y aumentará el tono parasimpático. La lentitud de la respiración acentuará el fenómeno. En la práctica del *Qi Gong*, se invita al sujeto a sonreír y a mantener la sonrisa y el rostro relajado.

- La concentración, para poder sincronizar la respiración y los movimientos lentos y pensar al mismo tiempo en una parte del cuerpo, permite conectar diferentes partes del mismo con los elementos de la naturaleza: cielo, tierra, árboles, río, etc.

- La atención, pues no es posible permanecer concentrado en varias cosas a la vez si una atención flotante no toma el relevo de las concentraciones yuxtapuestas y enfocadas. Esta atención es el origen de una sensación de vaciedad mental. La mente está de vacaciones, satisfecha únicamente con lo que percibe.

- Las percepciones del interior, que invitan a percibir tal o cual parte del interior del cuerpo, con los ojos cerrados o abiertos. Se va desarrollando una actitud nueva en nosotros, que consiste en estar informados y manteniendo la interacción con nuestra atmósfera fisiológica interna, percibiendo los menores cambios. Cuando en la vida cotidiana estos cambios tienden hacia el desorden, la tensión, la contractura o el espasmo, los sujetos se hacen conscientes de ello cada vez más pronto, e instintivamente borran esta anomalía por el estado de vaciedad perceptiva habitual en su práctica, lo que genera una conexión permanente. Ahí radica toda la diferencia existente entre alguien que no utiliza su cuerpo más que en el deporte y alguien que practica un arte energético, como *Qi Gong, Tai Ji Quan* o yoga. Las personas que carecen de esta formación no son conscientes de la manera en que su cuerpo se contrae, tiembla o se agita mediante movimientos involuntarios debidos al tono muscular excesivo.

- Las percepciones del exterior: del mismo modo que al pasear por la naturaleza nos sentimos interpelados de manera espontánea por la magia de una paisaje, de un bosque, de una puesta de sol, exteriorizando la consciencia hacia lo que vemos con objeto de percibirlo e impregnarnos de la fuerza que desprende, también en el *Qi Gong*, los practicantes se reclaman por sí mismos y de manera sensorial hacia el centro de la tierra, el infinito del cielo, el sol, la luna y la naturaleza. Ello tiene por objeto captar la esencia desarrollando la aptitud osmótica del cuerpo, y rápidamente surge una sensación de conexión, un pacto nuevo o recién renovado y magnificado.

  La persona se siente conectada, como si la sensación aparente de soledad que solemos experimentar fuese desapareciendo poco a poco.

- El control emocional: los efectos fisiológicos en los órganos y el sistema nervioso, la influencia de la respiración y los efectos conjugados de la concentración, la atención y la percepción de sentirse conectado, procuran, mediante una práctica regular, un distanciamiento frente a las emociones. Estas existen, viven su vida, pero nos afectan menos, como si se asistiera a un drama que concerniese a otra persona y a la que compadeceríamos con empatía.

- La memoria: muchos practicantes de *Qi Gong* notan un aumento de su memoria, y así ha sido en mi caso. Entre los 50 y los 60 años, mi memoria ha dado un brinco cualitativo inaudito y paradójico. Creo que se debe a la conjunción, entre otros elementos, de las incidencias sobre esquemas corporales, la concentración, la atención y el control emocional. Desarrollaré esta cuestión más adelante.

Como ya he mencionado, cierto número de estudios científicos argumentan en favor del *Qi Gong* en el campo de la salud y la longevidad, pero una mente occidental no será capaz de entender cómo actúa el *Qi Gong* sin un mínimo de comparaciones y correspondencias entre estos dos sistemas: la fisiología occidental y la energética china.

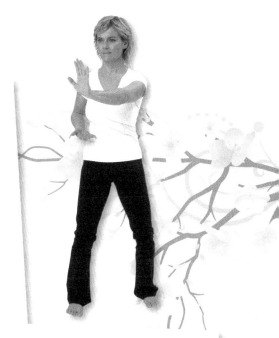

Todas estas modificaciones consecutivas de la práctica —coordinación, aprendizaje, equilibrio, fluidez, dominio del esquema corporal, distensión, concentración, atención, percepción interior, percepción exterior y sensación de seguridad, control emocional y memoria— bastan por sí mismas para explicar los espectaculares efectos en la salud física y moral de quienes practican con cierta regularidad.

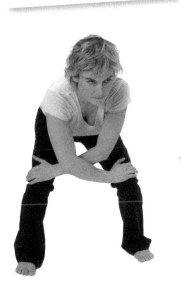

Cuando se añaden los efectos energéticos comparables a una autoacupuntura de regulación general y de tonificación de la vitalidad, se comprenden mejor los efectos del *Qi Gong* en la salud y en la recuperación de enfermedades crónicas o graves, hasta sus efectos en la ralentización del envejecimiento.

⮕ Abordemos a continuación la longevidad y el envejecimiento desde una perspectiva occidental.

Compruebe cuál es su actitud en relación con la longevidad

ANTES DE SEGUIR ADELANTE, compruebe sus conocimientos sobre el envejecimiento y su actitud en relación con la longevidad respondiendo a las cuatro preguntas siguientes:

1 ¿Cuáles son las medidas concretas más eficaces para ralentizar el envejecimiento? Escríbalas por orden de importancia:

2 Según usted, ¿a qué edad habría que empezar a tomar esas medidas?

3 ¿Cuál de ellas ya ha adoptado?

4 ¿Cuáles debería adoptar y todavía no ha adoptado?

De Fausto a los radicales libres

CORREMOS EL RIESGO DE QUE EN EL SIGLO XXI, en Occidente, asistamos a una «colisión humanitaria» sin precedentes, que ninguna otra época de la humanidad ni civilización han conocido. Esta colisión sería el resultado de un envejecimiento inexorable y exponencial de la población, a lo que habría que añadir un declive gradual de la salud de nuestros contemporáneos provocado por diversos factores debidos a la degradación del medio ambiente.

Esta pirámide de edades, que sufrirá el shock del *baby boom* unido a la disminución de los nacimientos, aparece en un contexto de esperanza de vida que nunca ha dejado de aumentar, ampliándose cada vez más la importante proporción de los mayores de 60 años.

Resulta interesante mencionar que los progresos en higiene y del entorno (ropa, calefacción, confort, alimentación suficiente), más los de la medicina, han permitido que solo en los últimos cien años hayamos experimentado un aumento espectacular de la esperanza de vida de 30 años en los países industrializados, un fenómeno jamás visto hasta el presente. Sin embargo, ahora esta curva está estancándose y los científicos predicen que se modificará. Vamos a perder ya, según los cálculos, 5 años de esperanza de vida en los próximos 10 años, aunque en Occidente se hayan ganado, de media, de 7 a 10 años en los últimos 30. El retroceso anunciado resulta, pues, significativo.

Occidente se despierta bien tarde de su preocupación por envejecer con buena salud a fin de situar todos los activos a nuestro favor.

En épocas más antiguas y en la Edad Media, médicos alquimistas llevaron a cabo investigaciones, que fueron perseguidas y denigradas a partir del Renacimiento, pero a las que se deben algunas recetas de elixires médicos de longevidad, como el de Garus y el de Paracelso. Si bien Fausto intentó cambiar su alma por la eterna juventud, condenándose, en nuestra cultura se ha prestado poca atención a la preservación de nuestro capital de salud y a la prolongación de nuestras vidas, aparte de ciertas conductas higiénicas religiosas como las cuaresmas y el ayuno entre los cristianos, una práctica que también puede observarse en la mayoría de las otras religiones.

Los progresos en los mecanismos del envejecimiento se han realizado sobre todo en los últimos cuarenta años. Clarifican en gran parte la manera en que envejecemos.

►► ¿CÓMO SE ENVEJECE?

El envejecimiento es un proceso multifactorial. No se envejece mediante un único mecanismo, sino de diversas formas, y cada una de ellas cuenta con sus factores agravantes o determinantes.

En la actualidad sabemos que empezamos a envejecer a partir de los 25 años y que el proceso se acelera cuando se cumplen los 40.

Existe una ecuación entre el envejecimiento programado por nuestros genes, en nuestro reloj genético, y los factores que inciden en estos, y nuestro ADN: entorno, alimentación, modo de vida, etc. Esta interrelación se denomina epigenética.

⟳ **Varios mecanismos se asocian para dar cuenta del fenómeno del envejecimiento.**

A partir de los 40 años, se pueden observar diversos signos que pueden ponernos sobre aviso:

- Trastornos de memoria
- Disminución de la flexibilidad y elasticidad
- Fatiga anormal, frecuente o permanente
- Falta de resistencia
- Pérdida de peso
- Pérdida de la fuerza y la masa muscular
- Trastornos del sueño
- Sequedad de la piel y desarrollo acelerado de arrugas
- Caída de la libido
- Acúfenos, disminución de la capacidad auditiva
- Pérdida de vista (presbicia)
- Necesidad de orinar con frecuencia, y por la noche...

La degradación de los compuestos celulares: las proteínas

Con el tiempo, el metabolismo de las proteínas en la célula se usa y degrada: se trata de la «teoría de la catástrofe», pues entran en juego diversos fenómenos, desde el error de síntesis hasta la disminución de la actividad de ciertas enzimas de limpieza, la fragmentación de las proteínas, las modificaciones en los enlaces con los receptores de dichas proteínas, etc.

Todo esto acaba provocando una acumulación de proteínas modificadas que lleva a una pérdida de función de las células de nuestros órganos, que «envejecen». El organismo ya no puede hacer limpieza.

El colágeno es una de las proteínas que resulta más modificada. Al envejecer hace que los tejidos pierdan resistencia, flexibilidad y elasticidad. La cohesión entre los tejidos y los órganos disminuye con el envejecimiento de la elastina, que forma parte de la matriz extracelular.

Las moléculas de colágeno acaban uniéndose anormalmente las unas con las otras como si fuesen de caramelo, entre nuestras proteínas y azúcares (reacción de Maillard). La consecuencia más visible desde fuera son las arrugas. Puede afirmarse, sin temor a exagerar, que «se envejece caramelizándose». Este fenómeno se denomina glicación.

La degradación de los lípidos

Las membranas celulares están formadas por lípidos. Su buena constitución los hace impermeables a las bacterias a la vez que permiten los intercambios membranales (constituyentes celulares, azúcares, iones…).

La oxidación excesiva de los lípidos se observa en función de la edad y contribuye a diversas patologías, como el endurecimiento de las paredes arteriales.

La alimentación desempeña un papel, desde luego, cuando nos ocupamos de aportar en nuestra ración alimentaria suficientes lípidos no saturados con respecto a los saturados; la famosa relación entre omegas 3 y omegas 6. La oxidación entra aquí en juego:

«También se envejece al oxidarse».

La degradación del sistema inmunitario

Esta degradación desempeña un importante papel en el envejecimiento. Con la edad, la disminución de las defensas inmunitarias se manifiesta a través de:

■ Fragilidad excesiva frente a las infecciones: una gripe o una bronquitis puede con el sujeto.

■ Aumento de enfermedades autoinmunes.

■ Incremento de ciertos cánceres, en relación con una alteración de los linfocitos, de la producción de citoquinas, etc.

Por el contrario, quienes gozan de buena salud no manifiestan reacciones autoinmunes significativas.

La degradación del material genético

La duración máxima de la longevidad varía según las especies. En principio, la francesa Jeanne Calment fue oficialmente la persona que alcanzó la edad más avanzada: 122 años.

Así pues, el envejecimiento está programado en nuestro ADN. El ADN es capaz de reparar sus errores cuando se duplica en el momento de la división celular. Pero los errores aumentan con el envejecimiento, cuando los mecanismos responsables de la reparación del ADN son superados por el número de errores (✸) acumulados.

Entonces es cuando aparecen proteínas anormales, que no cumplen su función. Eso confirma la teoría de la catástrofe.

Envejecimiento y mutaciones en el genoma

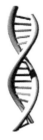 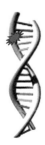 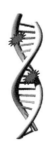 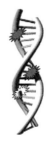 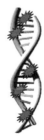 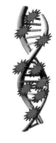

Bebé   Niño   Adolescente   Adulto joven   Adulto   Persona mayor

La teoría de los telómeros

Esta es la teoría sobre el envejecimiento más reciente. Los telómeros son secuencias de ácidos nucleicos que se encuentran en el extremo de los cromosomas y que los protegen, en especial del ataque de los radicales libres. En todas las divisiones celulares, los telómeros se acortan para conducir eventualmente a la muerte celular de acuerdo con el potencial del número de divisiones celulares que varía con cada especie.

Una enzima, la telomerasa, es capaz de reparar los telómeros a medida que se desgastan. Por desgracia, esta enzima no existe más que en las células germinativas (óvulos y espermatozoides) y en las células cancerígenas, confiriendo a estas últimas una capacidad de división infinita. Esta teoría ha dado paso a investigaciones sobre cómo reparar las células que se desgastan anormalmente, y también sobre cómo bloquear la división de las células cancerígenas.

La disminución de las secreciones hormonales

Las secreciones hormonales, elevadas durante la juventud, disminuyen con el envejecimiento. A partir de los 25 años de edad, se reduce la producción de la hormona del crecimiento, lo que entraña una disminución de la masa muscular en beneficio de la masa de grasa, sobre todo evidente hacia los 40 años.

Tras los 40, los estrógenos, la progesterona y la testosterona descenderán, provocando menopausia y andropausia. Lo mismo sucede con la hormona tiroidea y con la melatonina, esta última secretada por la epífisis.

Ello lleva a algunos paladines de una medicina antienvejecimiento «alopática» a prescribir, no sin riesgos ni inconvenientes, inyecciones de hormonas del crecimiento y la toma de progesterona, testosterona, hormona tiroidea, DHEA, melatonina...

Algunas de estas estrategias podrían resultar cancerígenas y ninguna, aunque pudieran aportar una mejoría transitoria, parece garantizar mayor longevidad.

El estrés oxidativo, la agresión de los radicales libres del oxígeno

Es uno de los mecanismos más conocidos por el público en general, pero ¿cómo funciona?

Los RLO, o radicales libres del oxígeno, son producto de la combustión de nuestras diminutas fábricas celulares, las mitocondrias, encargadas, entre otras cosas, de fabricar nuestro «carburante energético», el TFA.[1] De forma parecida a las chispas que saltan de la chimenea, nuestra combustión bioquímica desprende radicales libres que atacan a nuestro ADN, a nuestras proteínas, etc. Al final, las mitocondrias se alteran y pierden su funcionalidad. Hay una disminución de TFA que provoca una modificación general de la homeóstasis celular, la degeneración y la muerte de la célula.

Los radicales libres se hallan presentes en numerosas patologías degenerativas, cánceres, enfermedades cardiovasculares e inflamaciones crónicas, así como en las lesiones debidas al humo del tabaco.

Por otra parte, la intensidad de este estrés oxidativo fisiológico e inexorable depende de las condiciones del medio: sobre todo del tabaco, el exceso de alcohol, la sobrealimentación, el exceso de peso, la diabetes y el sedentarismo. Es más o menos proporcional con respecto al síndrome metabólico que se mide con la balanza y un metro para determinar la proporción de la masa corporal del sujeto (IMC: índice de masa corporal). En otras palabras, es necesario luchar contra la obesidad y reducir todo lo posible la gordura.

El punto de vista de los investigadores

Una de las conclusiones de los investigadores sobre el envejecimiento, y no de las menos importantes, es la siguiente: los mecanismos que explican el envejecimiento son los mismos que entran en juego en las enfermedades degenerativas: cáncer, alzhéimer, párkinson, esclerosis lateral amiotrófica, degeneración macular del ojo, hipertensión, enfermedades cardíacas, alergias y enfermedades autoinmunes.

---

1. Trisulfato de adenosina.

⟫ MANERAS DE LIMITAR EL DESGASTE

Pero el envejecimiento no es lineal ni está programado. Si bien depende de nuestros genes, estos, como ya hemos dicho, dependen a su vez del entorno. Es lo que se denomina epigenética. Cuanto más se somete al organismo a condiciones difíciles, más aparecerá la patología genética.

La manera en que nos alimentamos desempeña un papel, al igual que estar expuestos a factores medioambientales nocivos. Pero también el estilo de vida y el sedentarismo. Someterse a estrés es no tomar medidas útiles para gestionar las situaciones estresantes repetidas de la vida cotidiana. Por ello es necesario aprender a relajarse, a controlar el cuerpo y la mente, a saber organizar intervalos de reposo, relax y distracción. La vida relacional y la vida afectiva desempeñan también un papel importante.

⟫ SOLUCIONES MODERNAS PARA REDUCIR LA VELOCIDAD DEL ENVEJECIMIENTO

Estos conocimientos llevan a que la medicina anti-age proponga diversas soluciones que inciden alternativamente sobre los diferentes factores del envejecimiento.

Los factores medioambientales

Dejar de fumar es imperativo, al igual que disminuir en gran medida el consumo de alcohol, evitar consumir demasiadas grasas saturadas como las procedentes de la carne —el exceso de hierro es oxidativo—, también es muy aconsejable protegerse de las radiaciones solares. A todo ello, habría que añadir protegerse de las radiaciones electromagnéticas: ordenadores, teléfonos móviles, antenas repetidoras, etc.[2]

La restricción calórica y proteínica

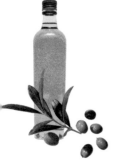

Se ha demostrado, al menos entre roedores y simios, sin que pueda aportarse ninguna prueba respecto al ser humano, que la disminución de la ración calórica aumenta la longevidad. Se supone que la disminución del aporte calórico produce un estado de «crisis» en el que dejan de despilfarrarse recursos orgánicos. Las reacciones de oxidación, glicación y de peroxidación de los lípidos disminuyen y se activan los sistemas de defensa inmunitarios.

---

2. Consultar, sobre este tema, *Survivre au téléphone mobile et aux réseaux sans fil*, de Catherine Gouhier, Maxence Layet y Michèle Rivasi (Le Courrier du Livre, 2009).

Consejos nutricionales

Se recomienda encarecidamente reducir el consumo de grasas animales (carne, charcutería y también quesos) y sustituirlo por proteínas vegetales, legumbres, cereales no refinados y grasas vegetales (aceite de oliva, colza, germen de trigo, linaza, cardo). Los nutricionistas hablan del régimen cretense o dieta mediterránea, rica en aceite de oliva.

Consumir pescado, otra fuente de grasas insaturadas: el salmón, el arenque, la caballa, las anchoas y las sardinas son ricos en omega 3.

Controlar la cantidad de azúcar que se ingiere.

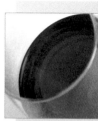

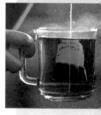

No obstante, parece que todavía no se insiste lo suficiente en los medios oficiales en que los alimentos elegidos deberían ser, idealmente, de tipo bio. Pues, además de la presencia de pesticidas, el refinamiento de los cereales elimina las vitaminas antioxidantes. Por ello, el pan blanco, el arroz blanco y las pastas blancas no son ideales para la salud, pues constituyen un aporte de glúcidos de asimilación rápida, aumentan el estrés oxidativo y agotan el ciclo glicémico del páncreas y de su insulina, favoreciendo el síndrome metabólico.

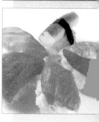

Respecto a la fruta y las verduras no bio, también contienen pesticidas cuya acción cancerígena y aceleración del envejecimiento ya está más que demostrada.

Es necesario citar dos antioxidantes beneficiosos:

- El té verde, por sus propiedades antioxidantes: de 3 a 4 tazas al día.

- El vino tinto: 1-2 vasos al día únicamente, por sus propiedades antioxidantes y por el resveratrol que contiene, que favorece las reacciones del organismo similares a las del ayuno, induciendo su reparación.

Los complementos alimenticios

Deberían elegirse con discernimiento y también siguiendo los consejos de un médico anti-age. No todo vale ni sienta bien. Parece que el selenio, el cromo y el omega 3 serían prioritarios. Citemos también la acción positiva de la cúrcuma.[3] Pero no es atiborrándose de complementos alimenticios, sin cambiar ni un ápice la dieta y el modo de vida, como se limitarán los desgastes.

3. *Le curcuma: vertus et bienfaits*, de Yves Réquéna y Véronique Layet (Guy Trédaniel Editeur, 2010).

Ejercicio físico moderado

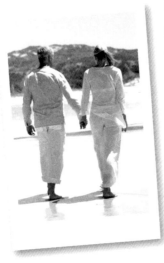

Los mecanismos protectores no acaban de ser del todo elucidados, pero lo que sí es un hecho es que moverse favorece la longevidad. Entre 30-45 minutos al día, preferentemente al aire libre. Parece que el caminar sería el ejercicio al alcance de todo el mundo, aunque no se sea deportista, y además produce resultados muy positivos.

La actividad física aumenta las capacidades funcionales de los órganos. Disminuye la producción de radicales libres a la vez que aumenta la actividad de ciertas enzimas antioxidantes, incrementa la tasa de la hormona del crecimiento y estimula la inmunidad. Como el *Qi Gong* es una actividad física moderada, se considera, *a priori*, que lo que está demostrado para la una vale para el otro. Salvo que el *Qi Gong* aporta algo más, de orden energético, que desarrollaremos más adelante.

Controlar el estrés

Aprender a controlar el estrés y a relajarse forma parte de los consejos antienvejecimiento cuya utilidad han comprendido los occidentales contemporáneos, pues el estrés disminuye la inmunidad, aumenta el cortisol y también reduce la capacidad de ciertas células de nuestro sistema de defensa, los linfocitos y, en especial, los *natural killers*, encargados de desembarazarnos de virus, microbios, así como de las células cancerígenas o normales que generamos a diario. Un suceso traumático, como un despido, una quiebra, el fallecimiento de un ser querido o una ruptura sentimental, puede conmocionar nuestro organismo y provocar una depresión inmunitaria que favorezca la aparición de un cáncer o de una enfermedad autoinmune o degenerativa.

Herbert Benson, de la Universidad de Harvard, es uno de los pioneros de la técnica «respuesta de relajación», un método de relajación creado por él. Cuando lo conocí, en 1984, la teoría de la psiconeuroinmunología ya estaba muy avanzada. Me regaló las tres primeras obras sobre el tema, una teoría por entonces desconocida entre mis colegas franceses.

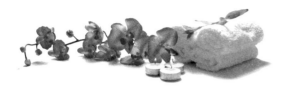

Nuestro psiquismo y nuestras emociones, en particular, influyen en el funcionamiento del cerebro, el tálamo, el hipotálamo y los núcleos cerebrales neurovegetativos. Todo ello implica desajustes hormonales y nerviosos que acaban causando trastornos en las glándulas endocrinas, sus secreciones, las hormonas e incluso en los centros celulares de la inmunidad. La teoría de la psiconeuroinmunología explica cómo las emociones negativas y la depresión pueden conllevar un déficit inmunitario que nos haga caer enfermos. Es una de las causas más corrientes de las enfermedades autoinmunes: poliartritis, lupus y otras, como colagenosis, hipotiroidismo y cánceres.

Estas teorías han apuntalado el enfoque más reciente del *mindfulness* y del interés en la meditación para mejorar la salud física y psíquica. Por supuesto, de entrada validan todo lo que el *Qi Gong* propone en relación con la meditación, concentración y control de la respiración.

Armonizar la vida afectiva y la sexualidad

Nuestra vida relacional, dependiendo de si vivimos solos o rodeados de amistades y familia, influye en nuestra longevidad. Lo mismo sucede con la vida afectiva y amorosa, con vivir junto a una persona que se ama y por la que somos amados.

Finalmente, los médicos especializados en el tema afirman que mantener la actividad sexual es fuente de longevidad.

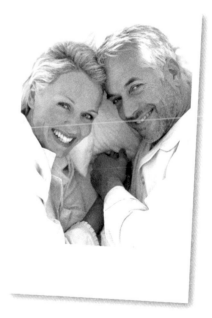

Actitud ante la longevidad

A PARTIR de lo que hemos visto en las páginas precedentes, podemos extraer una línea de conducta óptima para retrasar el envejecimiento y optimizar durante el máximo tiempo posible nuestras facultades físicas y psíquicas. El orden no deja de ser aleatorio.

! Esta es la respuesta al test sobre la actitud de cara a la longevidad.

- Eliminar los licores y el alcohol en general, consumir vino con moderación, tinto preferentemente, sin superar el promedio de un vaso al día.
- Eliminar por completo y con la mayor rapidez posible el tabaco.[1,2]
- Consumir alimentos variados, frutas y verduras frescas y preferentemente bio.
  Reducir el consumo de carne a una porción pequeña cotidiana (huevo, carne o pescado). Preferir el pescado azul.
  Reducir el consumo de cereales refinados: pan, pasta, arroz.
  Reducir los quesos y lácteos.
  Reducir la ración calórica.
- Utilizar preferentemente medicinas alternativas sin estrógenos.
- Practicar una actividad física moderada, al aire libre y preferentemente regular.
- Asociar o practicar exclusivamente una actividad energética regular: *Qi Gong, Tai Ji Quan*, etc.
- Controlar el estrés siendo consciente, con meditación y actividades energéticas.
- Utilizar con moderación los generadores de ondas electromagnéticas dañinas: ordenadores, portátiles, microondas, etc.
- Evitar las exposiciones al sol demasiado prolongadas.
- Fortalecer y revitalizar los vínculos afectivos y sociales.

---

1. Es posible con una única sesión de acupuntura.
2. www.arreterdefumer.info

La vejez y la longevidad en China

AL CONTRARIO QUE EN OCCIDENTE, en la civilización china, desde sus orígenes hasta el presente, lo que implica unos 4.000-5.000 años de historia, la longevidad ha sido una preocupación prioritaria, fundamental.

Vivir largamente en plena posesión de facultades es algo más que un simple deseo, es un deber. Decía Confucio: «Hay que devolver el cuerpo a la muerte tal como se recibió al nacer».

En la metáfora de los alquimistas chinos, se habla, todavía en la actualidad, de inmortalidad, es decir de una longevidad excepcional. Dicha longevidad excepcional implica una acción sobre la propia fisiología, una transformación de la misma que produzca una ralentización del envejecimiento e incluso una regeneración, un rejuvenecimiento.

El récord del mundo de longevidad no está en Francia, sino en China, en Pekín, con el caso de una doctora, practicante de *Qi Gong* durante toda su vida y que alcanzó la edad de 126 años.

Pero, mediante prácticas alquímicas, un ser humano podría haber llegado en China ¡a los 250 años de edad!

¿Cuáles son los medios elaborados por esta civilización china y que ofrece a todos aquellos que se interesen por los mismos? Son cuatro.

- Primero y ante todo el *Qi Gong*.

- A continuación, un medio clásico consiste en el uso de sustancias que tienen la reputación de alargar la vida, extraídas de la farmacopea tradicional china. En primer lugar, figura el ginseng, *Panax ginseng*, cuyo prestigio es actualmente universal.

- El tercero, más discreto, está representado por la alquimia: el auténtico proceso alquímico, cuyo objeto es lograr elaborar la píldora de la inmortalidad a partir del mercurio. ¿Es necesario tener que recordar que el origen de la alquimia en Occidente procede de China y que fueron los árabes los que nos la trajeron? En China, el mercurio se extraía a partir del cinabrio, un mineral rojo que debe su color al sulfuro de mercurio. Pero a lo largo de los siglos esta técnica ha provocado intoxicaciones mortales y la muerte prematura a aquellos que deseaban ser «inmortales». Toda una contradicción... También la denominada alquimia externa (*Wai Dan*), a base de sustancias, fue progresivamente dejada de lado, para acabar siendo abandonada en beneficio de la alquimia interna (*Nei Dan*). ¿Qué es el *Nei Dan*? Pues no es otra cosa que los ejercicios corporales del *Qi Gong*, así como ejercicios sentados de control de la respiración y de la meditación. Los antiguos chinos no se equivocaban. El *Qi Gong* es en verdad un tesoro: un tesoro guardado celosamente, oculto. En los templos, los monjes taoístas, así como los médicos y ciertos iniciados, conocían las prácticas más secretas de la longevidad, cuya enseñanza estaba reservada al emperador y la aristocracia.

■ Finalmente, el cuarto medio es cultivado por una minoría de personas que dominan los ejercicios de *Qi Gong* y que han elegido utilizar «el dormitorio», es decir, durante las relaciones sexuales buscan controlar el flujo de la energía y su desplazamiento voluntario hacia ciertas zonas del cuerpo para iniciar procesos sutiles de regeneración.

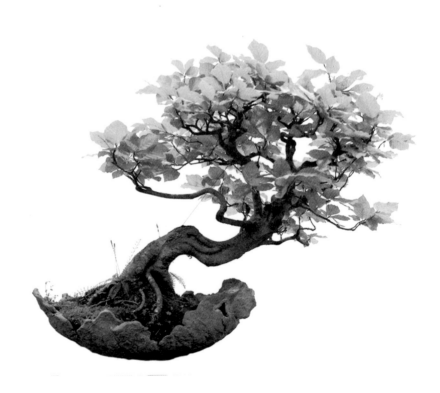

¿Qué es el *Yang Sheng*?

LA CIVILIZACIÓN CHINA ANTIGUA enseña: el *Qi Gong* es un tesoro para la salud, alienta la longevidad porque su virtud fundamental es la de alimentar el principio vital.

En chino, el principio vital se denomina «*Yang Sheng*», y alimentar el principio vital, «*Yang Sheng Gong*». Este *Gong* es el mismo que en *Qi Gong*, y significa «método», «disciplina», «entrenamiento».

Pero ¿qué abarca el principio vital? Por definición, todo lo que constituye la vida de un individuo y de su organismo: los órganos, la circulación sanguínea, la sangre y su función nutritiva, el sistema de defensa, principalmente linfático, las glándulas endocrinas, los huesos y la médula, los músculos, los tejidos de apoyo, la piel, los órganos sensoriales, el sistema nervioso y el cerebro. Toda esta anatomía era ya conocida por los médicos chinos de la antigüedad, pero lo más importante en su funcionamiento es sobre todo el *Qi*, ese flujo vital que se propaga por todo el cuerpo, hasta la célula más pequeña. Los antiguos chinos afirmaban que «si cualquier zona del cuerpo deja de recibir *Qi*, muere». Viene a ser lo mismo que nosotros afirmamos sobre la vascularización: en una zona no irrigada aparece la necrosis: infarto, accidente vascular cerebral, gangrena... La relación entre la sangre y la energía (*Qi-Xue*) también es importante en medicina china, porque, para los acupuntores, el *Qi* es el vector dinámico de la sangre. Alimentemos el *Qi*, y todo el organismo quedará estimulado, regenerado o reparado.

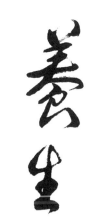

▸▸ CIRCULACIÓN DEL *QI*

El *Qi* circula por todo el cuerpo como acabamos de decir, pero sobre todo por las redes también llamadas canales y que ahora se traducen como «meridianos», entre los que están los principales y los denominados curiosos.

Hay un total de doce meridianos principales, que corresponden a las doce funciones principales de la medicina china.

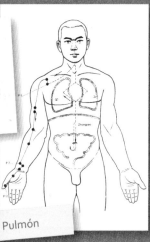

Pulmón

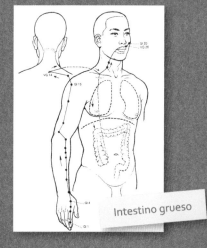

Intestino grueso

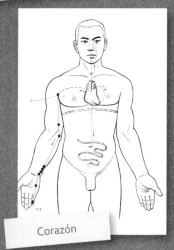

Corazón

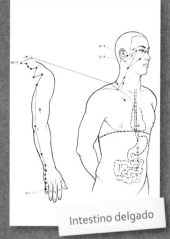

Intestino delgado

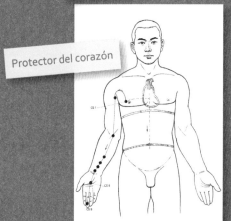

Protector del corazón

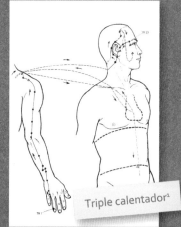

Triple calentador[1]

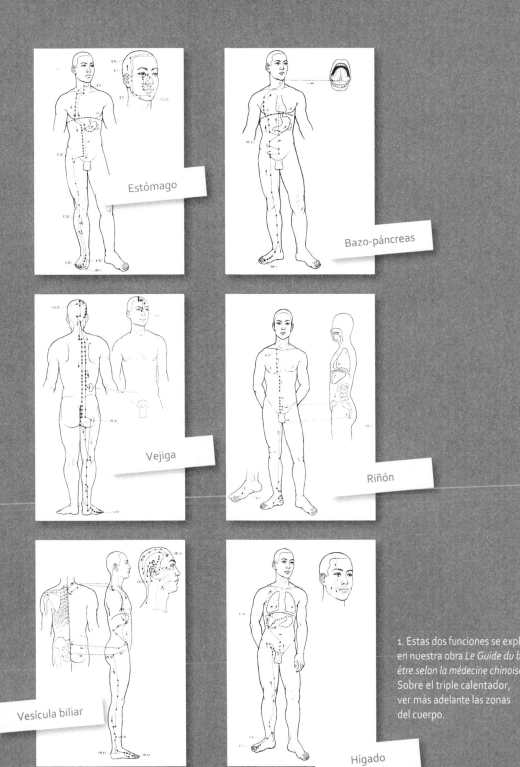

Estómago

Bazo-páncreas

Vejiga

Riñón

Vesícula biliar

Hígado

1. Estas dos funciones se explican en nuestra obra *Le Guide du bien-être selon la médecine chinoise*. Sobre el triple calentador, ver más adelante las zonas del cuerpo.

41

Los meridianos curiosos son ocho: *Chong Mai, Dai Mai, Du Mai* y *Ren Mai* son los cuatro más importantes para la práctica del *Qi Gong.* Citemos los otros cuatro: *Yang Qiao Mai, Yin Qiao Mai, Yang Wei Mai, Yin Wei Mai.*

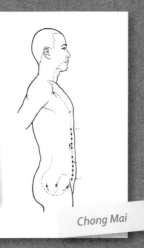

Chong Mai

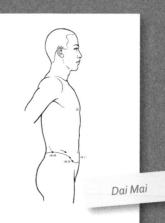

Dai Mai

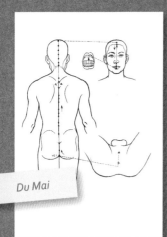

Du Mai

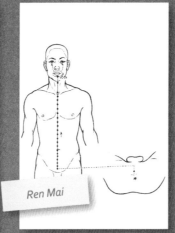

Ren Mai

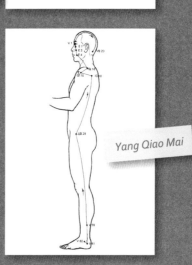

Yang Qiao Mai

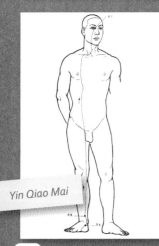

Yin Qiao Mai

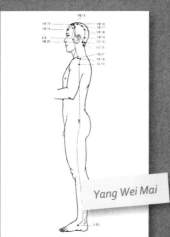

Yang Wei Mai

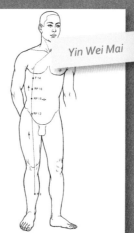

Yin Wei Mai

⤮ EL *QI* AUTÉNTICO Y LAS ENERGÍAS QUE LO COMPONEN

En la medicina china a este *Qi* global del cuerpo se le llama *Zhen Qi*, que señala al *Qi* auténtico, al *Qi* verdadero o *Qi* correcto. Sin embargo, este *Zhen Qi* no es ni único ni indisociable, y se divide en diferentes tipos de *Qi* o energías que, reunidas, conforman el *Zhen Qi*.

Todas estas energías pueden ser agrupadas en dos categorías: las energías hereditarias y las adquiridas.

Las energías hereditarias o energías del Cielo anterior

Son dos:

- *Yuan Qi*: energía del origen

- *Jing Qi*: energía esencial

Como su nombre indica, son heredadas de los padres en la concepción, a través de los gametos: espermatozoide y óvulo. Nos acompañan y participan en el desarrollo fetal a lo largo de nuestra vida intrauterina. Por ello también se las denomina energías prenatales o energías del Cielo anterior (implicado en nuestra existencia). Estas energías hereditarias circulan sobre todo por la red de los ocho meridianos curiosos, un poco como si, en el interior de nuestro cuerpo existiese un manantial, una fuente de agua de color azul.

Las energías adquiridas o energías del Cielo posterior

Son cuatro:

- *Yong Qi*: energía alimentadora.

- *Wei Qi*: energía de defensa.

- *Jing Qi*: energía esencial adquirida.

- *Zong Qi*: energía ancestral.

Son resultado de nuestra fisiología. Nuestro organismo las fabrica a partir del aire que respiramos y los alimentos que consumimos. Circulan sobre todo por los doce meridianos principales para alimentar las doce funciones y todos los tejidos, órganos sensoriales, etc.

Estas energías adquiridas serán como agua de color rojo que elaboramos.

A fin de cuentas, en nuestra metáfora, el agua azul se mezclaría con la roja. Juntas formarían un agua más bien violeta que circula absolutamente por todas partes en nosotros. Es lo que se denomina *Zhen Qi*, y que en gran parte podría identificarse con el principio vital. Pero para comprender todo su alcance nos parece que sería interesante analizar cada una de estas energías, una a una, y compararlas con los datos científicos actuales sobre la fisiología humana, y en especial con las teorías del envejecimiento. De esta manera nos resultará más fácil entender cómo actúa el *Qi Gong*. A fin de facilitar la decodificación de los ejercicios, descubriremos que cada energía está más relacionada con un órgano en particular, o un meridiano, o un grupo de meridianos, o bien con una zona privilegiada del cuerpo. En medicina china y en *Qi Gong* se habla de zonas de residencia de *Qi*, de regiones del cuerpo donde está concentrado, almacenado o condensado.

Indico al lector interesado que estas energías también han sido desarrolladas detalladamente en mi libro *Qi Gong, gymnastique chinoise de santé et de longévité*.[2] Para los médicos y los investigadores que deseen profundizar en la comparación entre medicina china y medicina occidental, les remito también a mi estudio publicado sobre fisiología, patología y la terapéutica de mis libros, *Terrains et pathologie en acupuncture*.[3]

⊖ **En este libro abordaremos el estudio de las energías, particularmente en relación con los mecanismos fisiológicos implícitos en el envejecimiento.**

---

2. *Qi Gong, gymnastique chinoise de santé et de longévité* (Guy Trédaniel Éditeur, 1989).
3. *Terrains et pathologie en acupuncture* (Éd. Maloine, 1980-1982-1987, 3 volúmenes, 1.500 páginas).

El *Yuan Qi*

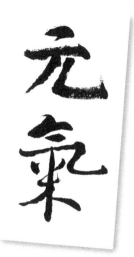

Y*UAN* **Q***I***, UNA DE LAS ENERGÍAS DEL CIELO ANTERIOR,** está compuesto del carácter chino que significa «fuente, origen». *Yuan Qi* es pues, literalmente, el *Qi* original que nos vincula con la fuente de la vida. Es la verdadera energía vital, que Bergson pudo haber intuido al hablarnos de *élan vital*. Cuando se abre cualquier libro de acupuntura de primer año, se puede leer más o menos eso.

Yuan Qi está en el origen del calentamiento corporal, del instinto de supervivencia y del instinto de procreación. Se dice que es la energía que preside la reproducción. Con el tiempo, en el curso de la vida, esta energía disminuye, y nuestra vitalidad desciende progresivamente, al igual que la flexibilidad y la elasticidad corporal. El desgaste de *Yuan Qi* implica: «La desecación de los tejidos, la rigidez, la pérdida de musculatura, el endurecimiento de los tendones, la disminución de las capacidades cerebrales, el agotamiento de las fuerzas y finalmente la extinción de la vida».

La descripción de esta energía vital corresponde a la vitalidad de las plantas jóvenes, los animales jóvenes y los seres humanos jóvenes, y va disminuyendo con el tiempo a medida que envejecen. Por instinto reproductivo, el instinto de conservación de la especie y la programación de nuestra longevidad están presentes en el ADN en función de la misma (120 años como máximo en la especie humana).

Los síntomas del declive de *Yuan Qi* descritos por los médicos chinos corresponden a los del envejecimiento celular, cuyo número de replicaciones está igualmente limitado dependiendo de la especie. Esta capacidad de replicación de las células disminuye, incluso *in vitro*, en referencia a la edad del organismo del que se recogieron.

El envejecimiento también afecta al ADN, y hay un aumento de los errores, a la vez que disminuye la capacidad de identificar dichos errores, que sobre todo se deben a la degradación de las proteínas (*catastrophe theory*), causando la pérdida de viscosidad del colágeno y de la elastina, así como el anquilosamiento y la pérdida de musculatura. Asimismo vale la pena mencionar la degradación de los lípidos de las membranas y del sistema inmunitario y el límite impuesto por el desgaste de los telómeros.

En medicina china diagnosticamos un vacío de *Yuan Qi* a través de la fatiga, uno de los primeros signos que anuncian el envejecimiento y que conduce al agotamiento terminal, a la extinción. Es la muerte por envejecimiento, por agotamiento de las reservas vitales. Se dice que la persona se ha apagado.

Otras señales de vacío de *Yuan Qi* son: la hipersensibilidad al frío, que va aumentando a medida que se avanza en edad, hasta que llega a ser extrema al alcanzar la ancianidad, y, desde luego, el quedarse sin aliento al menor esfuerzo.

Incluso una persona joven puede padecer un vacío o desfondamiento de *Yuan Qi* si padece una enfermedad grave, una hemorragia masiva o simplemente como consecuencia de un agotamiento por exceso de trabajo (síndrome del trabajador quemado), un choque afectivo o una depresión. Es lo que explica también que se pueda padecer «momentos seniles», dependiendo de lo que nos suceda en la vida, tanto en el plano físico como psíquico.

La medicina china enseña que el *Yuan Qi* se encuentra almacenado en el espacio entre los riñones, en una zona llamada *Ming Men*, «puerta de la vida, puerta del destino».

El *Yuan Qi* está relacionado, de entre los cinco órganos, con el riñon,[1] del que se dice que es «el órgano raíz de la vida».

Como profunda fuente de vida en nuestro cuerpo, vinculada con nuestro potencial genético y a la vez con sus límites y con nuestros genes familiares, esta fuente «azul» manará en el cuerpo, con mucho vigor y potencia como cuando se es joven, dotándonos de manera natural de una buena vitalidad.

Qué información más maravillosa, pues reviste una importancia capital en la práctica del *Qi Gong*, al igual que la postura de la columna vertebral durante los ejercicios, que debe respetar la disminución de la lordosis lumbar, para «abrir *Ming Men*» y activarlo, concentrándonos en este punto mientras realizamos ciertos movimientos o en meditación sentada.

De este espacio entre los riñones o de las profundidades del cuerpo, *Yuan Qi* utilizará diversos meridianos para distribuirse, pero sobre todo usa el llamado *Chong Mai*. *Chong* quiere decir «asalto», así que es el meridiano de asalto del aliento vital.

¿Es posible restaurar el *Yuan Qi* en la medicina china? Sí, de forma parcial y no siempre satisfactoriamente, con acupuntura, farmacopea, die-

---

1. En la medicina china el sistema renal está correlacionado no solo con el riñón físico, que filtra los orines, sino con la glándula suprarrenal (médula suprarrenal y corteza suprarrenal) y también con la glándula genital (ovario o testículo) y la médula espinal. El *Qi* de los riñones controla o influye en las funciones de todos esos órganos.

tética, masajes... Pero los propios médicos dicen que el mejor método es, incontestablemente, el *Qi Gong*.

Como *Yuan Qi* depende de los riñones, reforzar el *Qi* de los riñones contribuye a reforzar *Yuan Qi*, la vitalidad, frenando el proceso inexorable de envejecimiento. Si es posible, hay que utilizar los talentos de un acupuntor o un masajista tuina, pero sobre todo hay que practicar *Qi Gong*.

Mi experiencia en la enseñanza del *Qi Gong* me ha demostrado que, en el adulto joven, la práctica del *Qi Gong* implica un aumento de la vitalidad que permite forzar el ritmo sin sentir ni fatiga ni saturación. Ese fue mi caso. Inicié la práctica del *Qi Gong* a los 36 años, como ya dije en el prólogo, y no volví a sentir cansancio al finalizar jornadas dedicadas a ocuparme de tratar a pacientes con acupuntura, de ocho de la mañana a ocho de la noche. Cada vez necesitaba dormir menos, pero notaba que mi vitalidad había aumentado al iniciar la jornada. En China, los jóvenes practicantes de deportes marciales utilizan el *Qi Gong* a fin de aumentar su rendimiento y ganar las competiciones.

Practicado después de los 40, la vitalidad, en lugar de declinar, se mantiene, e incluso aumenta, con el tiempo.

Asimismo, a partir de los 65 años, y para quienes empiezan a practicar tarde, hacia los 70 o más mayores, aparecerá un aumento de la vitalidad, favoreciendo capacidades físicas o cerebrales que habían disminuido o desaparecido. Con su búsqueda de la inmortalidad, los taoístas elaboraron estrategias concretas para prolongar la estimación de vida de *Yuan Qi*. Desde luego, si se programase con un horizonte de 120 años, esta duración de la vida ya no sería patrimonio de otra especie, como la tortuga. Pero se conocen casos de ermitaños que superaron los límites biológicos de nuestra especie.

Los taoístas expresan el objeto de la alquimia interna como «refinar el *Yuan Qi*». Está claro que las prácticas de movimientos y la meditación influyen en la flexibilidad del cuerpo y el mantenimiento de la respiración celular, impidiendo la degradación de las proteínas de colágeno y de elastina.

Con toda seguridad, si debiera identificar el *Yang Sheng*, el principio vital, con una única de todas las energías del cuerpo, la identificaría sobre todo con *Yuan Qi*. Pero todas, como veremos, tienen su importancia y sobre todo *Jing Qi*, una energía hereditaria muy cercana a *Yuan Qi*.

El *Jing Qi*

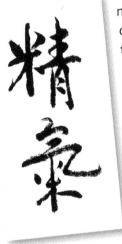

El *Jing Qi* es la segunda de las energías prenatales. Se la denomina energía esencial o, simplemente, la esencia. La esencia es la quintaesencia de la energía. No es solamente de naturaleza material, sino que contiene una «fuerza vital inagotable». Según los textos clásicos, «la vida en el ser humano no es más que la manifestación de la fuerza vital de la energía por antonomasia», y eso es el *Jing Qi*.

Una parte de esta esencia de los padres, del Cielo anterior, «es la materia prima para el desarrollo del embrión», dicen de nuevo los clásicos chinos de la Antigüedad. Se refieren al ADN del óvulo y del espermatozoide, reunidos en la concepción por la programación de la especie, pero sobre todo del individuo, según las características familiares transmitidas.

Esta esencia queda también almacenada en el riñón. Tras el nacimiento, será constantemente mantenida por la esencia absorbida a partir de los alimentos (Cielo posterior) y formarán conjuntamente la sustancia fundamental de la reproducción.

Las dos fuentes de energía del Cielo anterior y del Cielo posterior son interdependientes y útiles entre sí. Dicho de otra manera, la esencia del Cielo anterior induce la producción de la del Cielo posterior y preside «toda la organización material del cuerpo y todos los metabolismos». La esencia del Cielo posterior mantiene y enriquece la esencia primera. Esta relación hace pensar en el ADN de los gametos. Es el vínculo entre el ADN de las células germinales y las células corporales, pero también entre el ADN y el ARN mensajero en la célula.

Los textos también dicen que cada órgano elabora su esencia, a partir de la energía de los alimentos que le ha distribuido el bazo. Como el *Jing Qi* es la secreción más preciada, la quintaesencia, puede apreciarse ahí el vínculo con las otras glándulas endocrinas: tiroides, paratiroides, páncreas, suprarrenales, glándulas genitales…, pero también con la producción de la energía ATP que nos proporciona la combustión de oxígeno en nuestras fábricas celulares, las mitocondrias.

El excedente se almacena en los «riñones», y también se dice que, si el *Jing* que nos han transmitido nuestros padres es de buena calidad, nuestro organismo funcionará de manera óptima, lo que confirma la hipótesis de relacionar el significado del *Jing* con nuestra herencia genética.

Pero el *Jing* no se limita a eso. El *Jing* favorece la reproducción y la fecundidad. Es muy abundante en el nacimiento, pero este *Jing* aumentará más, gracias al *Jing* del Cielo posterior, hasta desencadenar, en su apogeo, las reglas en las chicas y la fabricación de espermatozoides en los chicos; es decir, la pubertad y la posibilidad de procrear. Debemos comprender que el «riñón» incluye en su acepción genital el útero, los ovarios y el óvulo en la mujer, y los testículos y espermatozoides en el hombre. Cuando el *Jing* es insuficiente congenitalmente o cuando el *Qi* de los riñones se debilita a causa de una enfermedad o por circunstancias medioambientales, como ocurre en la actualidad (tabaco, contaminación...), la fecundidad podría verse afectada.

Los textos de acupuntura enumeran los síntomas del vacío de *Jing* o de los riñones.

Se trata de la fatiga, de una resistencia reducida ante el esfuerzo, estrés tanto físico como emocional... Todo ello contribuye a su vez a agotar todavía más la esencia, dando lugar a un círculo vicioso.

Se observa también el descenso de la libido –el deseo sexual– y en el hombre la aparición de la eyaculación precoz o la impotencia.

Otra función del *Jing*: es responsable del crecimiento a partir del nacimiento, crecimiento y desarrollo del esqueleto, hace salir los dientes y el cabello. Entre la pubertad y la madurez, salen las muelas del juicio y el cuerpo adquiere robustez. Todo ello se logra alrededor de los 25 años de edad. Luego llega el declive silencioso en los decenios siguientes, que se hace más evidente a partir de los 40 años, y que manifiesta la menopausia y la andropausia. Según los médicos chinos, el envejecimiento no es otra cosa que la pérdida progresiva del *Jing*.

Con el tiempo, las señales evolucionadas del agotamiento de esta energía *Jing* son las de la senilidad: los movimientos pierden su agilidad, dicen los textos médicos chinos, los dientes ya no son firmes, el cabello se cae, los huesos se vuelven frágiles, aparece la fatiga, la pérdida de la libido, la hipersensibilidad al frío, la pérdida de memoria y de concentración, la sensación de vacío en la cabeza y vértigos, dificultad para conciliar el sueño, menor solidez de rodillas y piernas, dificultad para caminar, riesgo de caídas y dificultad para retener la orina. Precisemos que todos esos signos se observan en la senectud, pero que también pueden observarse, como vimos al hablar del *Yuan Qi*, en el adulto joven agotado, enfermo o, como suele ocurrir, tras sufrir un traumatismo psíquico violento (ser tomado como rehén, sufrir violación, secuestro, accidente de tráfico, bombardeo...).

Para completar, la fisiología china también menciona como funciones del riñón bajo control de *Jing* las evidentes de «filtrar los orines, controlar la función urinaria y el esfínter urinario», de ahí los trastornos mencionados antes, a los que habría que añadir la necesidad de tener que levantarse en mitad de la noche para orinar y las alteraciones de las tasas de ácido úrico, la urea y eliminación de la creatina alterada del riñón envejecido. Finalmente, los textos hablan de que el «riñón contribuye a la producción de sangre», de ahí la posibilidad de anemia.

No se le pasará a nadie por alto la similitud clínica entre el vacío de *Jing* y el vacío de *Yuan* estudiado anteriormente.

Pero habría que señalar que estas dos energías funcionan habitualmente de manera conjunta e interactiva, tanto si ese vacío es fisiológico –la evolución con la edad– como si es patológico, por enfermedad o traumatismo.

Que el excedente de las quintaesencias de cada órgano se almacene en los riñones denota una importancia bien particular del riñón como placa central determinante de las glándulas endocrinas.

Sobre todo es necesario comprender el riñón en su acepción china, que es «suprarrenal» y «glándula genital».

▸▸ «SUPRARRENAL» Y «GLÁNDULA GENITAL»

La glándula se divide en médula suprarrenal, que secreta adrenalina, y corteza suprarrenal, que se distingue por los tres tipos de hormonas que secreta: mineralocorticoides, glucocorticoides y corticoides sexuales.

La médula suprarrenal secreta mucha adrenalina, sobre todo en caso de estrés violento en circunstancias de peligro y máxima alerta. La corteza suprarrenal produce las secreciones hormonales de aldosterona (hormona que influye en el filtrado renal) y de cortisol, que posee múltiples efectos fisiológicos, a saber la destrucción de la masa ósea que puede inducir la osteoporosis compensada por los estrógenos del ovario.

El cortisol posee una acción catabólica sobre las proteínas y un efecto inmunosupresor por la disminución del número de linfocitos. También tiene efectos antinflamatorios, muy utilizados en medicina en la prescripción de la cortisona, indicada en las enfermedades inflamatorias y alérgicas, no sin las consecuencias ya conocidas en los huesos y la retención de líquidos, de ahí que haya que seguir una dieta sin sal, a fin de minimizar los efectos de sumación de la aldoesterona que posee.

Contrariamente a estos efectos *Yin*, si es que se puede decir así, el cortisol también posee efectos *Yang*, como el de favorecer la transformación de la noradrenalina en adrenalina. Por otra parte, el cortisol tiene un efecto hiperglucémico, y aumenta los niveles de azúcar en sangre, facilitando la síntesis de la glucosa. También propicia la síntesis de proteínas en el hígado y aumenta la secreción de pepsina y de ácido clorhídrico del estómago, conllevando el riesgo de úlcera de estómago al seguir un tratamiento de cortisona, que hay que compensar mediante la ingesta de antiácidos.

Las hormonas sexuales, secretadas por la suprarrenal, son las precursoras de las hormonas de los ovarios –estrógeno y progesterona– y de los testículos, la testosterona. Señalemos que, en la andropausia y en la menopausia, la disminución de las secreciones hormonales de las glándulas sexuales es en parte suplida por la síntesis de la DHEA a cargo del hígado, que los médicos anti-age consideran la hormona de la longevidad. La DHEA (deshidroepiandrosterona) ha sido objeto de estudios detallados por parte del francés Beaulieu y se comercializa bajo la forma de síntesis. En la civilización china, solo el ginseng podía tener este efecto de reactivación hormonal de la suprarrenal e incluso de los ovarios y los testículos, o compensar la disminución de las secreciones fisiológicas, de donde procede su fama como planta de la longevidad.

El papel de la suprarrenal, también llamada el *Jing* de los riñones, sigue ocupando el primer lugar cuando se trata de uno de los factores del envejecimiento: el estrés. Efectivamente, el estrés puede conllevar un desgaste más rápido del organismo y convertirse en una amenaza del buen equilibrio de nuestra inmunidad. Se han identificado los mecanismos que entran en juego de la manera siguiente: en caso de estrés, la suprarrenal debe secretar una cantidad mayor de adrenalina mediante la médula suprarrenal que luego es relevada por la segregación del cortisol, y en la tercera etapa por la testosterona (tanto en hombres como en mujeres).

Los efectos de una cortisolemia excesiva se dejarán sentir en la inhibición de los linfocitos, en especial CD_4, CD_8 y *natural killers*, que es la responsable de la disminución de la inmunidad y que a la larga favorecen el riesgo de la aparición de cánceres y enfermedades infecciosas o autoinmunes.

Pero el *Jing* no se limita a las hormonas sexuales de los genitales y de la suprarrenal, ni al material genético del óvulo y los espermatozoides.

⇥ HORMONA DEL CRECIMIENTO

Continuando nuestra exploración comparativa, observamos que el aumento de *Jing* hasta la pubertad, para luego descender hacia los 25 años, corresponde al período de plenitud de secreción de la hormona del crecimiento, que tal y como se sabe actualmente, empieza a declinar a partir de ese momento y marca el principio del envejecimiento fisiológico, aunque este se manifiesta más adelante, hacia la cuarentena.

Esta hormona no es secretada por la suprarrenal, sino por la pituitaria.

⇥ HORMONAS SEXUALES

La madurez sexual, los trastornos de la libido, la impotencia y la esterilidad implican de manera directa o indirecta a las importantísimas hormonas sexuales: estrógenos, progesterona, testosterona.

⇥ HORMONA PARATIROIDEA

En cuanto a la hipersensibilidad al frío, el descenso del metabolismo de base y la desaceleración de la actividad, existiría una relación probable con las hormonas tiroideas, que también disminuyen con la edad.

⇥ HORMONA DE LA ELIMINACIÓN URINARIA

Los trastornos de la función urinaria están relacionados con una hormona de la suprarrenal, la aldosterona, y una hormona de la posthipófisis, la ADH.

⇥ HORMONA DE LOS GLÓBULOS ROJOS

La función de producción de sangre del *Jing* de los riñones tiene relación, por el contrario, con la eritropoyetina (la famosa EPO de los dopajes deportivos). Esta hormona es secretada en el riñón para estimular la médula ósea a fin de que produzca glóbulos rojos. Antes ya hemos citado lo que decían los antiguos chinos: «El riñón produce la sangre». Nos preguntamos cómo esa medicina pudo establecer semejante relación: riñón–médula ósea–células sanguíneas. ¡Es algo increíble!

⇥ SEROTONINA, MELATONINA

La mala calidad del sueño, los trastornos de la atención y la depresión tienen que ver, en parte, con las secreciones de la epífisis: serotonina y melatonina. La melatonina también se ha presentado como «hormona anti-envejecimiento», pues tiene un poder antirradicales libres superior a la vitamina E, e inhibe el crecimiento de tumores, en todo caso *in vitro*.

Establezcamos la síntesis de las correlaciones evidentes entre el *Jing* y las funciones biológicas occidentales: el *Jing* abarca la noción de:

- Gametos, óvulos, espermatozoides y herencia cromosómica parental
- Hormonas de la suprarrenal: adrenalina, aldosterona, cortisol, DHEA, corticoides sexuales
- Hormonas sexuales de las glándulas genitales: estrógenos, progesterona, testosterona
- Hormona del crecimiento
- Hormona antidiurética
- Hormonas de la tiroides: T_3, T_4
- Hormona secretada por el riñón: eritropoyetina (EPO)
- Hormona de la epífisis: melatonina
- Hormonas de la paratiroidea
- Dopamina

▸▸ LA DOPAMINA

Es un neurotransmisor del cerebro y de la médula espinal. Activada, esta sustancia proporciona el deseo de vivir, la motivación para actuar y para copular; aumenta la libido.

También se secreta durante el deseo sexual. El cerebro cuenta con núcleos dopaminérgicos.

Un déficit endógeno de este neurotransmisor lleva a la depresión y la abulia y provoca síndromes parkinsonianos.

La medicina china enseña que el *Jing* circula por los meridianos para energetizar la médula espinal y el cerebro, pero también la médula ósea y las glándulas endocrinas.

El *Jing* llega al cerebro y a la médula espinal a través de los meridianos curiosos *Du Mai* –a lo largo de la columna vertebral– y *Chong Mai*, que se supone que pasa por el centro del canal medular, así como por los meridianos *Yang Qiao* y *Yin Qiao*.

Todo el proceso del *Qi Gong* consiste en reforzar la penetración de *Jing* en estos meridianos y, en consecuencia, en la médula espinal y el cerebro, siendo otra manera de retrasar el envejecimiento cerebral...

Los signos de vacío de *Jing*, relacionados con la senectud, también aparecen descritos en la medicina china: disminución de la concentración, de la lucidez mental, falta de sueño, vértigos y sensación de tener la cabeza vacía, afectación de la memoria y depresión.

Los meridianos *Yang Qiao* y *Yin Qiao* están tan vinculados en la medicina china al equilibro como al ritmo sueño-vigilia (serotonina-melatonina) y a la motricidad piramidal (movimiento voluntario) y extrapiramidal (coordinación y superficie de apoyo para el equilibrio); es decir, la vía dopaminérgica.

En la práctica del *Qi Gong*, se estimulan constantemente los meridianos *Du Mai*, *Ren Mai* y *Chong Mai*, simplemente adoptando la posición vertical específica de este método. *Yang Qiao Mai* y *Yin Qiao Mai* son requeridos en los movimientos lentos, la coordinación, la fluidez y las caminatas al ralentí y en el equilibrio, que son tan característicos del *Qi Gong* y del *Tai Ji Quan*.

Resumiendo, el *Jing* es tan importante para los chinos que hay que considerarlo, también, como lo esencial del principio vital. Es tan apreciado en esa civilización que se lo ha comparado o asimilado al jade, esa piedra tan apreciada por los chinos.

En la antigüedad, los padres destinados a procrear se preparaban siguiendo una dieta, una farmacopea particular y sobre todo ejercicios de *Qi Gong*, a fin de producir un *Jing* de la mejor calidad posible para el futuro bebé.

Y como este *Jing* va aumentando hasta la pubertad, e incluso hasta pasados los 25 años, la civilización china considera que es muy recomendable empezar con la práctica del *Qi Gong* antes de la pubertad, a fin de alimentar y desarrollar el *Jing* antes y beneficiarse de una esencia vital optimizada para toda la vida. De igual manera que en Occidente hemos consagrado a ciertos niños a las órdenes monásticas, en China era corriente confiar a un hijo a un maestro de *Qi Gong* o a los monasterios marciales, como sigue haciéndose en el caso del templo de Shao Lin. En cualquier caso, el *Qi Gong* se considera una gimnasia de longevidad, y su práctica regular –comenzando lo más temprano posible y durante toda la vida– representa, para los chinos, la mejor baza para obtener la máxima longevidad. Es muy conocido el caso de un niño prematuro, enclenque y enfermizo que sobrevivió gracias a que sus dos abuelos eran maestros de *Qi Gong* y se ocuparon de su educación. Con la práctica del *Qi Gong* lograron que aumentara su vitalidad, y acabó convirtiéndose en un gran maestro de *Qi Gong* con un poder de energía fuera de lo común. Ese ejemplo nos muestra lo que significó para esa criatura practicar *Qi Gong* desde la más tierna infancia y antes de la pubertad: reparar el genoma y ser capaz de usar su mayor potencial.

Debo confesar que todo eso me recuerda, aunque a una escala menor, mi propia historia personal. Empecé practicando yoga, otra práctica que trata con la energía vital, a los 19 años, pero de manera intensa. Aunque ya había superado la pubertad, esta práctica entre los 19 y los 25 años me procuró una dinamización de mi fisiología de la que me he beneficiado durante toda la vida hasta el momento presente, a pesar de que tuve una infancia y un inicio de la adolescencia más bien sombríos respecto a mi tono vital, y un desarrollo muy problemático, en especial durante mi crecimiento, que hizo dudar a los médicos de la época sobre si recetarme la hormona del crecimiento.

En Oriente existe una isla donde resulta impresionante la cantidad de centenarios que viven en ella y gozan de buena salud. Se trata de Okinawa. Ha sido objeto de numerosos estudios y, finalmente, se ha concluido que la longevidad de esos ancianos se debe a que se alimentan moderadamente y con viandas variadas, a base de mucho pescado y algas, y a que permanecen activos mucho tiempo y practican *Qi Gong* y artes marciales (la integración social también ha sido un factor importante).

En China, el fenómeno es idéntico. Hay numerosos centenarios repartidos en el vasto territorio del Imperio del Centro.

Y si se investiga al respecto, se descubre que casi todos los centenarios que envejecen bien han practicado *Qi Gong*.

Como se sigue diciendo: nunca es demasiado tarde para empezar. Aunque se comience la práctica del *Qi Gong* tarde en la vida, siempre se sentirán de manera progresiva los efectos de rejuvenecimiento.

Tengo un alumno, Jean, que se matriculó en mis primeros cursos de formación profesional ¡cuando tenía más de 70 años! Ahora tiene 88 e imparte cursos de *Qi Gong* durante toda la semana. Tiene grupos de 60 personas, entre las que hay estudiantes de 20 años de edad, a los que forma con energía para hacer que alcancen un nivel comparable al suyo.

Otra anécdota más: se trata del maestro de uno de mis maestros de *Qi Gong*, el doctor Zhang Kun Lin. Durante la Revolución Cultural se prohibió el *Qi Gong*, pero él siguió practicando en secreto y alcanzó los más elevados niveles de maestría del *Qi* porque había empezado desde la infancia.

Un día, sus camaradas de la fábrica le reconocieron casualmente gracias a un antiguo recorte de periódico y le pidieron que les enseñase. Temió las represalias del gobierno, pero aceptó. Empezó a enseñar a los 86 años y continuó haciéndolo durante veinte años más, hasta su fallecimiento a los 106 años.

Añadamos, para concluir este capítulo sobre el *Jing Qi*, una observación sobre la importancia de la relación tan intensa existente entre la esencia, la reproducción y la libido. Los chinos han concluido que no se puede dilapidar inconscientemente la energía sexual, en especial por parte del hombre, pues se considera que el esperma y el *Jing* son sinónimos. Pero, en contrapartida, hay maneras de hacer el amor para preservar esta esencia e invertir el curso de las cosas: es decir, cultivar la salud y la longevidad obtenidas mediante las prácticas sexuales. En esta obra no trataremos ese aspecto, pues ya lo hemos hecho en otra.[1]

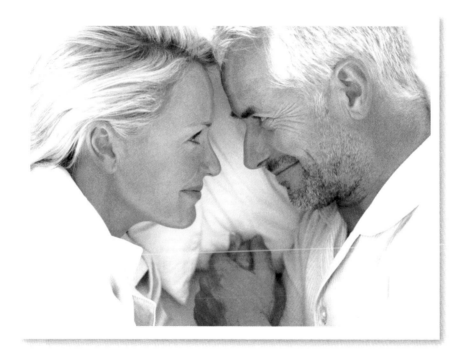

---

1. *Delicatessex, le meilleur de l'amour par l'energétique chinoise* (Guy Trédaniel Éditeur, 2007).

Las pruebas científicas sobre el *Qi Gong*

AQUÍ SOLO SELECCIONAREMOS los experimentos científicos que tienden a demostrar la influencia antienvejecimiento del *Qi Gong*.

La práctica del *Qi Gong* y del *Tai Ji Quan* tiene una incidencia favorable en todas las funciones orgánicas. Un estudio aparecido en 2002 en *American Journal of Preventive Medicine*, de Fu Zhong Li y sus colaboradores, en Oregón, menciona el experimento realizado con 49 personas mayores de 65 años y un grupo de control. Diferentes mediciones de parámetros biológicos mostraron, tras cierto número de semanas de práctica, una diferencia significativa entre el grupo activo y el grupo de control.[1]

En el grupo activo, las mejoras fueron más apreciables entre los sujetos que, al principio, gozaban de peor salud que entre los individuos con una salud menos deteriorada.

La práctica del *Qi Gong* funciona bien con la depresión en ancianos, según una publicación aparecida en 2006 en *International Journal of Geriatric Psychiatry*.

Universitarios de Hong Kong y de Madison hicieron practicar *Qi Gong* una hora diaria durante dieciséis semanas a 44 personas ancianas deprimidas y se comparó su evolución con un grupo de control de iguales características.

Al cabo de tan solo ocho semanas, los sujetos del grupo activo declararon sentir una clara mejoría de su estado, lo que los investigadores pudieron comprobar al término de las dieciséis semanas del experimento.[2]

La práctica de *Tai Ji Quan* y de las caminatas lentas del *Qi Gong* tienen una acción preventiva sobre las caídas de los ancianos. No lo avala un único experimento, sino 23 equipos que han trabajado en el tema. Un metanálisis extrae conclusiones significativamente positivas.

Es un estudio de Ge Wu, que reside en California, y que ha provocado un revuelo en el mundo de la gerontología, contribuyendo a la introducción del *Tai Ji Quan* y del *Qi Gong* en las residencias de ancianos y en los clubs de la tercera edad.

1. Li, Fu Zhong; Fisher, K. John; Harmer, Peter y McAuley, Edward. «Delineating the Impact of Tai Chi Training on Physical Function Among the Elderly». *Am. J. Prev. Med.*, 2002; 23(2s): págs. 92-97.
2. Tsang, Hector W.H.; Fung, Kelvin M.T.; Chan, Ashley S.M.; Lee, Grace y Chan, Fong. «Effect of a Qi Gong Exercise Programme on Elderly with Depression». *International Journal of Geriatric Psychiatry*, 2006; 21: págs. 890-897.

Ambas prácticas aumentan la fuerza muscular y el equilibrio, dos factores clave para prevenir las caídas, y también incrementan los reflejos neuromusculares de las extremidades inferiores a nivel de los tobillos, beneficios comparables a los que aporta el correr y que han sido objeto de otro estudio.

El *Qi Gong* también favorece la rehabilitación cardiovascular tras un accidente cardíaco o cerebral. Representa una actividad de prevención cuando los análisis indican la posibilidad de un riesgo cardiovascular, ya que el *Qi Gong* actúa sobre los lípidos de la sangre sin necesidad de cambiar la dieta, modificando positivamente la relación entre el colesterol LDL y el HDL, entre el colesterol bueno y el malo.

Este experimento se hizo en China, pero no con sujetos seleccionados siguiendo criterios de edad, sino con 100 personas hipertensas, todas del sexo masculino. 50 practicaron *Qi Gong* durante un año y otros 50 constituyeron el grupo de control.

Tras un año de práctica, el grupo de *Qi Gong* vio bajar globalmente su tensión arterial, y la tasa de colesterol malo, la relación HDL/LDL y los triglicéridos mejoraron con respecto al grupo de control, que no modificó sus valores.[3]

Otros estudios comparativos vienen a confirmar esas observaciones, en especial el del equipo de Lee H.S., de Corea, aparecido en 2004 en *International Journal of Neurosciences*.

El *Qi Gong* también tiene una acción biológica antioxidante, que hay que añadir a las observaciones anteriores.

En efecto, un reciente estudio ha mostrado el papel favorable sobre las dos enzimas en la mitocondria que tienen por objeto neutralizar los radicales libres: la SOD y la GPX.[4]

El *Qi Gong* tiene una influencia favorable sobre las secreciones hormonales de la tiroides y estimula la producción de TSH, calcitonina y la hormona paratiroidea.[5]

3. Wang, C.X. y Xu, D.H. «Influence of Qi Gong Therapy Upon Serum HDL-C in Hypertensive Patients». *Yi Jie He Za Zhi*, 1989; 9(9): págs. 543-544, 516.

4. Goon, J.A.; Aini, A.H.; Anum, M.Y.; Nazaimoon, W.M. y Ngah, W.Z. «Effects of Tai Chi Exercise on DNA Damage, Antioxidant Enzymes, and Oxidative Stress in Middle-age Adults», *Phys Act Health*, 2009; 6(1): págs. 43-54.

5. Lee, M.S.; Kang, C.W.; Shin, Y.S.; Hun, J.H.; Ryu, H.; Park, J.H. y Chung, H.T. «Acute Effects of Chundosunbup Qi-training on blood concentrations of TSH, calcitonin, PTH and thyroid hormones in elderly subjects». *Am. J. Chin. Med.*, 1998; 26(3-4): págs. 275-281.

Se realizó un experimento con 15 sujetos: diez hombres y cinco mujeres.

La influencia a corto plazo mostró un aumento de TSH, de T_3 y T_4, así como de la parahormona PTH, mientras que el calcio ionizado descendió ligeramente.

Los autores concluyeron que una práctica regular y prolongada podía proteger frente a la osteoporosis, una probabilidad que merecería un estudio más amplio.

El *Qi Gong* estimula la hormona del crecimiento. Esta estimulación tiene una acción favorable sobre la inmunidad, tal y como demostró un equipo de Corea en 2004 en un estudio con un grupo de hombres a los que se invitó a practicar *Qi Gong*. Observaron que disminuyó la concentración plasmática de cortisol y que aumentó la concentración de hormonas del crecimiento y de melatonina.

La consecuencia fue el aumento de la función de los glóbulos blancos polinucleares neutrófilos.[6]

Otro estudio mostró un aumento del poder de las citoquinas del glóbulo blanco, un veneno que mata a los microbios extraños y a las células anormales, mediante una influencia de la hormona del crecimiento sobre la reprogramación del ADN del glóbulo blanco.[7]

Al reducir el estrés, el *Qi Gong* beneficia el sistema inmunitario que se ve amenazado en circunstancias agobiantes, como indica una tasa de cortisol elevada.

Se realizaron dos estudios, pero no con personas ancianas, sino con sujetos sanos para observar los efectos del *Qi Gong* de Guo Lin, que nosotros denominamos «las caminatas del cáncer» o «*Qi Gong* de las caminatas rápidas»: el estudio de Brian M. Jones de 2001 en Hong Kong[8] y otro estudio de unos investigadores españoles realizado en Málaga en 2004.[9]

---

6. Lee, M.S. y Ryu, H. «Qi-training Enhances Neutrophil Function by Increasing Growth Hormone Levels in Elderly Men». *Int. J. Neurosci*, 2004; 114(10): págs. 1.313-1.322.
7. Li, Q.Z.; Li, P.; García, G.E.; Johnson, R.J. y Feng, L. «Genomic Profiling of Neutrophil Transcription in Asian Qi Gong Practitioners: A Pilot Study in Gene Regulation by Mindbody Interaction». *J. Altern. Complement. Med.*, 2005; 11(1): págs. 29-39.
8. Jones, Brian M. «Changes in cytokine production in healthy subjects practicing Guolin Qi Gong: a pilot study». *B.M.C. Complementary and Alternative Medicine*, 2001; 1:8.
9. Manzaneque, Juan M.; Vera, Francisca M.; Maldonado, Enrique F.; Carranque, Gabriel; Cubero, Víctor M.; Morell, Miguel y Blanca, María J. «Assessment of immunological parameters following a Qi Gong training program». *Med. Sci. Monit.*, 2004; 10(6): CR 264-270, PMID: 15173671.

El estudio de Málaga comprobó que, tras una hora de práctica cotidiana durante cuatro semanas, se normalizaron las tasas de cortisol, aumentó la producción de las citoquinas de los glóbulos blancos y se incrementó el número de *natural killers*.

Un estudio alemán de 2006,[10] efectuado con un grupo de 56 pacientes con párkinson, sugiere un efecto de estabilización de los síntomas, tras únicamente dos meses de práctica de 90 minutos a la semana.

Un equipo austríaco avanzó las mismas conclusiones en 2004,[11] y, en 2005, un equipo norteamericano observó los mismos beneficios con la práctica de *Tai Ji Quan*.[12]

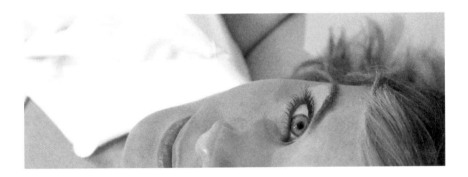

10. Schmitz-Hübsch, Tanja; Pyfer, Derek; Kielwein, Karin; Fimmers, Rolf; Klockgether, Thomas y Wüllner, Ullrich. «Qi Gong Exercise for the Symptoms of Parkinson's Disease: A Randomized, Controlled Pilot Study». *Movement Disorders*, vol. 21, nº4, 2006.

11. Ulm, G. «Differential therapy of advanced Parkinson's disease with specific references tocomplementary therapeutic approaches». *Schweiz. Rundsch. Med. Prax.*, 2004; 93(45): págs. 1.869-1.872.

12. Venglar, M. «Case Report: Tai Chi and Parkinsonism». *Physiother. Res. Int.*, 2005; 10(2): págs. 116-121.

En qué lugares del cuerpo residen el *Yuan Qi* y el *Jing Qi*

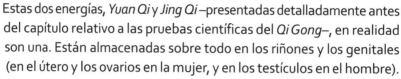

▸▸ EL *DAN TIAN*

Estas dos energías, *Yuan Qi* y *Jing Qi* –presentadas detalladamente antes del capítulo relativo a las pruebas científicas del *Qi Gong*–, en realidad son una. Están almacenadas sobre todo en los riñones y los genitales (en el útero y los ovarios en la mujer, y en los testículos en el hombre).

Así pues, es justo desde el ombligo hasta la zona genital donde se sitúa la zona privilegiada para cultivar la esencia.

En el *Qi Gong*, a esta zona se le llama *Dan Tian*, el «campo donde se cultiva la esencia», el lugar donde se practica la alquimia, el campo de cinabrio... Todos esos términos evocan la alquimia externa que prevaleció en la antigüedad antes de ser dejada de lado en beneficio de la alquimia interna.

Esta zona del cuerpo es como un caldero, en el que la cintura representa la abertura y el perineo, el fondo. Aquí es donde reside el *Jing*.

▸▸ EL BAJO VIENTRE

- Una manera de llegar al *Jing* es por delante. Exactamente en el punto de acupuntura *Qi Hai*, el sexto punto del Vaso de la Concepción (VC). *Qi Hai* significa «océano de *Qi*», ¡qué extraordinaria calificación semántica de la acupuntura por parte del taoísmo!

- Otro punto, nada despreciable: el *Guan Yuan*, el 4VC, que significa «barrera de *Yuan Qi*», es decir el punto en el que la energía *Yuan*, que procede de lo profundo, emerge a la superficie.

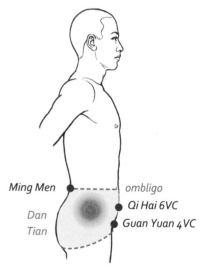

Ming Men · · · · · · · · ombligo
Qi Hai 6VC
Dan
Tian
Guan Yuan 4VC

Cuando la energía *Jing* se cultiva en la cantidad suficiente en el *Dan Tian* y el bajo vientre, fuerza los circuitos habituales de los meridianos curiosos a regar los órganos nobles: médula ósea, médula espinal, cerebro y glándulas endocrinas.

Tres de estos meridianos curiosos se ocupan sobre todo del cerebro: *Chong Mai, Du Mai* y *Ren Mai*.

■ El *Chong Mai* cuenta con un ramal central que pasa, como ya hemos dicho antes, por el interior de la médula espinal para llegar al cerebro, partiendo del perineo hasta alcanzar la coronilla de la cabeza.

■ El *Du Mai* asciende a lo largo de la columna vertebral. Es al mismo tiempo mar de los meridianos *Yang* y no es ajeno a la salida de los nervios y los ganglios linfáticos del sistema simpático (efectos *Yang*) a partir de la médula y hacia el plexo.

■ El *Ren Mai* asciende a lo largo de la cara anterior del tronco, y es el mar de los meridianos *Yin*. Está asociado a las ramificaciones del parasimpático, el nervio vago (efectos *Yin*) del plexo del tronco y del triple calentador.

¿Podemos actuar sobre el simpático y el parasimpático por cuenta propia? *A priori* no, con el *Qi Gong* sí: mediante ejercicios y respiraciones sobre el *Du Mai* y el *Ren Mai*, pero esta no es la única manera.

¿Es posible actuar mediante la voluntad sobre la circulación sanguínea en la médula espinal y el cerebro? ¿Y sobre la producción y la circulación del líquido cefalorraquídeo? *A priori* no, con el *Qi Gong* sí: mediante movimientos de la columna vertebral, ejercicios de torsión y respiraciones específicas.

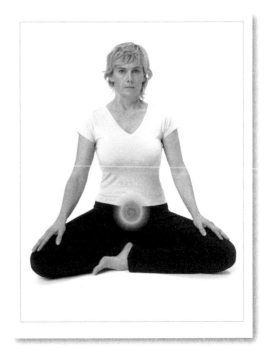

➔ El practicante de *Qi Gong* puede dinamizar su árbol de vida, su eje cerebro-espinal, a partir del momento en que cultiva su energía vital, hasta llegar incluso a sentirla, en el mejor de los casos, y hacer que circule por los meridianos curiosos.

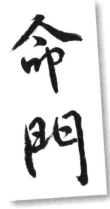

▸▸ *MING MEN*, LA REGIÓN LUMBAR

Si hubiera que señalar un punto en el que se encontrase el *Jing*, diríamos que es el *Ming Men*, citado ya anteriormente como sede de la energía *Yuan*. Es un punto de acupuntura. Se encuentra, exactamente, entre la segunda y tercera vértebra lumbar, horizontal al ombligo. Corresponde a la región de los riñones. Los riñones, en tanto que órganos, forman parte de los lugares de *Jing*. Se estimula el *Jing* masajeando esta región del *Ming Men* mediante ejercicios específicos creados a tal efecto, que actúan concretamente sobre su meridiano.

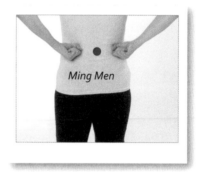

Ming Men

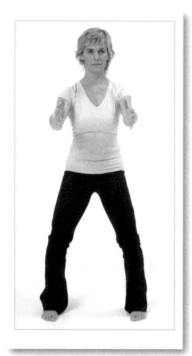

▸▸ LA POTENCIA DE LAS EXTREMIDADES INFERIORES

La fuerza de las piernas depende de la fuerza del *Qi* de los riñones y, por lo tanto, del *Jing*. Cuando este se agota, disminuye la fuerza muscular, al igual que el equilibrio, anquilosándose las caderas, las rodillas y los tobillos, corriendo el riesgo de sufrir caídas.

Por el contrario, al reforzar las piernas se refuerza el *Jing*. Siguiendo este razonamiento, los antiguos crearon las posturas estáticas *Zhang Zuong Gong*, «Abrazar el árbol», que gozan de la reputación de reforzar el *Jing* y los riñones.

Las caminatas lentas y los desplazamientos lentos con las rodillas semiflexionadas tienen el mismo efecto, a la vez que actúan de manera más directa sobre el equilibrio.

Zong Qi (o Cielo posterior)

EN EL CENTRO DEL PECHO reside la primera de las energías adquiridas, *Zong Qi*, la energía de los antepasados, energía ancestral o incluso «energía primera».

Si bien *Yuan* y *Jing* alimentan el proceso de la vida mediante la programación cromosómica y perpetúan la vida a través de la actividad de las glándulas endocrinas, la actividad sexual y los gametos, *Zong Qi* se ocupa de mantener la vida del individuo, a partir del primer grito al nacer, asegurando la asimilación y distribución de las energías adquiridas a través de la alimentación, *Gu Qi*, y la respiración, *Da Qi*.

Se podría decir que la buena asimilación de la energía de los alimentos por parte del bazo[1] y del estómago depende de *Zong Qi*, la energía hereditaria alojada en el pecho. De igual manera, la asimilación de la energía del aire respirado, *Da Qi*, por los pulmones, también depende de *Zong Qi*.

Pero *Zong Qi* no solo favorece la asimilación de las energías de los alimentos y del aire para fabricar *Yong Qi*, la energía nutritiva o alimentadora, sino que también participa en la dinámica de su distribución.

Se considera que *Zong Qi* es una especie de marcapasos que interviene en las contracciones del músculo cardíaco y en el ritmo respiratorio. Mediante las contracciones cardíacas, el *Qi* del corazón impulsa la sangre y la energía nutritiva *Yong Qi*, que se mezclan en los vasos para alimentar los tejidos, hasta tal punto que en los textos médicos puede leerse que la buena salud de *Zong Qi* se percibe en los latidos del corazón, bajo el seno izquierdo, a través de la ropa. *Zong Qi* es distribuido a través de un meridiano especial, *Xu Li*, el gran *Lo* del estómago, que comunica al corazón con la región subdiafragmática. Me siento tentado a pensar en la aorta.

A través del ritmo respiratorio, *Zong Qi* contribuye a impulsar, con la ayuda del *Qi* del pulmón en esta ocasión, la energía nutritiva *Yong Qi* ya no hacia los vasos, sino por los meridianos de acupuntura, cuyo bucle de los doce meridianos principales de cada lado del cuerpo comienza por el pulmón, continuando sucesivamente por anastomosis, al intestino grueso, el estómago, el bazo, el corazón, el intestino delgado, la vejiga, el riñón, el protector del corazón, el triple calentador, la vesícula biliar y el hígado.

---

1. Bazo + páncreas.

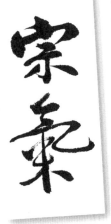

Se dice que el pulmón es el gran controlador y medidor, el que tiene la responsabilidad de regular dicho débito de la mejor manera posible.

Entre los dos órganos del calentador superior, corazón y pulmón, es finalmente el pulmón, según los textos médicos y el saber de los antiguos, el que está más cerca de *Zong Qi*. Si *Yuan* y *Jing* están vinculados al *Qi* de los riñones, *Zong* lo está con el del pulmón. Por dicha razón, el pulmón se considera el controlador de la energía de todo el cuerpo, de *Zhen Qi*.

Si el *Qi* del pulmón es débil a causa de alguna enfermedad, el *Zong Qi* también lo será. Y, por el contrario, si constitucionalmente el *Zong Qi* es débil, el *Qi* de los pulmones también lo será.

El sujeto frágil será vulnerable a las infecciones a causa de una debilidad del sistema linfático. Por otra parte, el propio pulmón tiene a su cargo la última línea de defensa energética, *Wei Qi*, que circula en la superficie a fin de proteger al cuerpo de los ataques exteriores. Este *Wei Qi* será igualmente débil.

Para actuar sobre *Zong Qi*, se actuará sobre los pulmones y viceversa. Una de las claves para reanimar el *Qi* de los pulmones son ¡los ejercicios respiratorios!

Para terminar con *Zong Qi*, citemos una más de sus funciones: hace circular los líquidos orgánicos por todo el sector intersticial y tal vez por el sistema linfático a través de un meridiano aparte: *Da Bao*, el gran *Lo* del bazo, que comienza en el último punto de su meridiano.

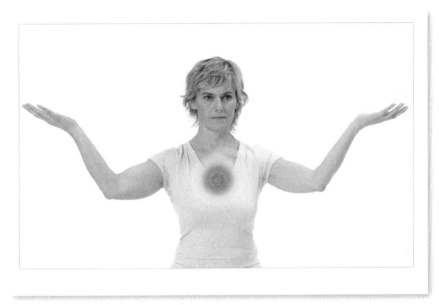

Shan Zhong
«Centro del pecho»

▸▸ LA UBICACIÓN EN EL CUERPO DE *ZONG QI*

Un adulto joven, para reforzar su inmunidad y protegerse de las alergias respiratorias y la contaminación del aire, sobre todo en las ciudades, y poder resistir a las infecciones, resfriados y las consecuencias del aire acondicionado, puede practicar los ejercicios de *Qi Gong* relativos a los movimientos del pecho, con los que movilizará esta zona, pero también los hombros, gracias a una amplia respiración torácica y clavicular.

En las personas de edad avanzada y en los exfumadores, estos ejercicios refuerzan la capacidad respiratoria, evitando que esta se vea disminuida y afectada por los intercambios gaseosos perjudiciales resultantes: oxígeno, gas carbónico.

También resultarán de gran ayuda en el tratamiento de la apnea del sueño.

Yong Qi

A la altura del plexo solar hay un centro de energía que corresponde a los órganos bazo-páncreas, estómago e hígado. Estos órganos son los de la asimilación de los alimentos o, con más exactitud, de la energía de los alimentos, otra energía del Cielo posterior. Los chinos hablan de *Gu Qi*, que de cierta manera se diferencia de los nutrientes, pues según ellos estos son asimilados más adelante en los intestinos. *Pi Wei*, bazo y páncreas, son los órganos granero de los alimentos. La energía asimilada se convierte en la energía alimentadora *Yong Qi*, que asciende al pecho, al nivel de los pulmones, para ser aclarada y purificada, y para circular por los vasos sanguíneos con la sangre, y en los doce meridianos de acupuntura para alimentar las doce funciones principales del cuerpo.

En definitiva, la energía alimentadora, producida por la asimilación de los alimentos, se mezcla con la sangre y queda purificada a nivel de los pulmones (veamos en ello la oxigenación de la respiración) para circular por los doce meridianos.

Yong Qi corresponde pues a todos los aportes del exterior: proteínas, glúcidos, lípidos, nutrientes, y también oxígeno. *Yong Qi* mantiene todo el metabolismo del cuerpo: respiración celular, mitocondrias, producción de ATP, etc. Los procesos de oxidación y de glicación, en el origen del envejecimiento, dependerán de la manera de respirar, alimentarse y moverse.

A propósito de la manera de alimentarse, los textos chinos dicen: «Si la alimentación es excesiva, demasiado rica en grasas y carnes, azúcares y alcohol, la persona presentará un exceso de energía de alimentación, con trastornos digestivos, obesidad, plétora y diabetes». Se reconocen la sobrealimentación, los desequilibrios endocrinos del páncreas y de la insulina (de resistencia a la insulina), etc.

Hoy en día se dice que el sobrepeso condiciona «el síndrome metabólico», con riesgo de hiperinsulinismo y de aparición de la diabetes.

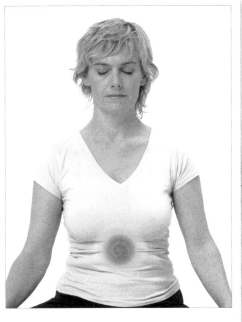

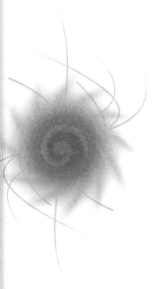

Todo este desequilibrio de origen alimentario está clasificado como «calor-humedad del bazo-páncreas»; una manera propia de la medicina china de hablar de oxidación, de hiperinsulinemia, pues el exceso de calor-humedad es la causa de diabetes en esta misma medicina.

Si, por el contrario, la alimentación es insuficiente o carente de vitaminas u oligoelementos, el riesgo entonces está en la aparición de señales de desnutrición, adelgazamiento y astenia.

Pero si, por el contrario, el bazo y el estómago, «el padre y la madre alimentadores» de los doce meridianos y de las doce funciones, están en vacío, la asimilación no se hace bien y la persona sufre trastornos digestivos, diarreas, problemas por alimentos no digeridos, astenias y sensación de pesadez en todo el cuerpo.

Los médicos chinos predicen que con el envejecimiento de los órganos existe el riesgo de un agotamiento progresivo de la energía del bazo y del *Yang* del estómago, implicando trastornos nutricionales, con mala asimilación, combinada con una pérdida de apetito, pérdida de masa muscular y astenia muscular de las cuatro extremidades.

Además, todo ello agrava el vacío del bazo y del estómago.

Con la edad, las energías *Jing* y *Yuan* se agotan. Los médicos chinos consideran o recuerdan que una parte de *Jing Qi* está reelaborada por la alimentación: el *Jing* adquirido. Si el bazo y el estómago dejan de asimilar bien, esta renovación fracasará precisamente en el momento en que sería más necesaria, y ello acelerará la pérdida del *Jing*, convirtiéndose en un factor de envejecimiento.

Pero, para complicar las cosas más, la buena asimilación depende del fuego del estómago, del *Yang* del estómago. Y el origen de este *Yang* no es otro que *Yuan Qi*. Cuando *Yuan Qi* se agota, el *Yang* del estómago falla, la asimilación se resiente y contribuye a la no renovación del *Jing*.

Esa es la concepción tradicional de los médicos chinos respecto a la asimilación de la energía de los alimentos y la relación de reciprocidad entre el riñón (*Yuan* y *Jing*) y el bazo (*Yong*). A las medidas dietéticas se asocia todo un conjunto de ejercicios específicos para reforzar los órganos de la digestión y el plexo solar: automasajes, posturas estáticas, movimientos y sonidos, y masajear o calentar ciertos puntos fundamentales como el *Zu San Li*. Pero claro está, no hay que olvidarse nunca de tonificar los riñones.

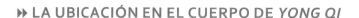

▸▸ LA UBICACIÓN EN EL CUERPO DE *YONG QI*

Así pues, el centro del abdomen, el plexo solar, que es donde tiene lugar la asimilación de la energía de los alimentos por parte del bazo-páncreas y del estómago, debe ser objeto de cuidados específicos para que su buen funcionamiento garantice una digestión y una asimilación armoniosas. Pero como *Yong Qi* circula por todo el cuerpo, a través de los doce meridianos, los movimientos armoniosos de todo el cuerpo, del tronco, los brazos, las manos, las piernas, los pies, la cabeza y el cuello, todo lo que son movimientos y desplazamientos aplicados en la fluidez y la consciencia del gesto facilitarán la circulación de este *Yong Qi* y su distribución equilibrada y generalizada por los órganos y tejidos.

Ya sabemos que movernos es también tonificar el organismo. Ya hemos mencionado los efectos positivos de la actividad física moderada. En el *Qi Gong*, a diferencia de los deportes o de caminar, se ponen en movimiento las extremidades, las articulaciones, mediante movimientos lentos, regulares, coordinados y repetidos mucho tiempo y totalmente conscientes.

Estos movimientos tienen por objeto facilitar la circulación del *Qi* por los doce meridianos y, en este caso, más concretamente, la energía *Yong Qi*, que nutre las articulaciones en la superficie, devolviendo flexibilidad y fluidez, y contribuyendo en profundidad a nutrir armoniosamente las doce funciones principales; digámoslo así para simplificar como hacen los chinos con los cinco órganos.

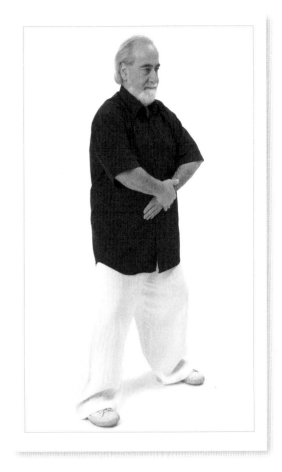

Los movimientos en *Qi Gong* tienen por objeto despejar los meridianos, disolver los nudos de *Qi* y de sangre, y equilibrar entre sí los flujos de energía en los meridianos.

Practicar *Qi Gong* es nutrir *Yong Qi*, y hacer circular *Yong Qi* es nutrir armoniosamente los cinco órganos gracias a esta circulación, así como contribuir a equilibrar los *Qi* de los cinco órganos entre sí, para lograr un perfecto estado de salud.

Respirar de manera controlada, poner el diafragma en funcionamiento y controlar la respiración diafragmática facilita la oxigenación celular modulada, como si se regulase la entrada de aire en una chimenea (la mitocondria). No hay que pasarse acelerando el tiro, ni tampoco regularlo demasiado, a fin de reprimir y bajar la combustión.

Wei Qi

A la última de las energías adquiridas se la denomina energía de defensa, y es *Yang*, salvaje, guerrera y vivaz, y se desplaza con rapidez. Circula fuera de los meridianos «en la piel y los lineamientos»; es decir, la piel, aponeurosis y fascia. Los textos médicos muestran la colaboración fisiológica entre el riñón para la elaboración de *Wei Qi* y el pulmón para su recepción y difusión por la superficie. Esta energía debe considerarse como una capa protectora, una chapa electromagnética del cuerpo cuya integridad garantiza una buena inmunidad. Ello no excluye la relación con la médula ósea, así como la producción de glóbulos blancos, los mecanismos de inmunidad inmediata y de inmunidad retardada, el sistema linfático, el bazo y el pulmón.

De su vigor depende una parte de nuestra competencia inmunitaria. Este vigor está supeditado a la buena salud de los riñones, el bazo y los pulmones, y también a las condiciones de vida. Los factores hormonales, el estrés, las emociones, la alimentación, el consumo excesivo de alcohol, la buena o mala respiración, la contaminación del aire respirado, el consumo de tabaco, los rayos ultravioletas, las radiaciones ionizantes y los campos electromagnéticos nocivos también son parámetros capaces de influir en un sentido u otro.

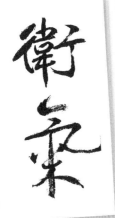

El sistema inmunitario en su conjunto no se limita en la medicina china a *Wei Qi*. El *Jing* y los riñones desempeñan un papel importante, como hemos visto anteriormente, pero también la sangre. El vacío o el exceso de sangre son cuadros clínicos chinos que implican trastornos, desde la depresión inmunitaria hasta la hipersensibilidad.

Los cinco órganos están totalmente implicados en la fisiología de la sangre: el riñón, el hígado, el bazo, el corazón y el pulmón. El diagnóstico etiológico de la medicina china intentará reparar los signos energéticos de desequilibrio del órgano en cuestión.

*Los automasajes
estimulan el Wei Qi*

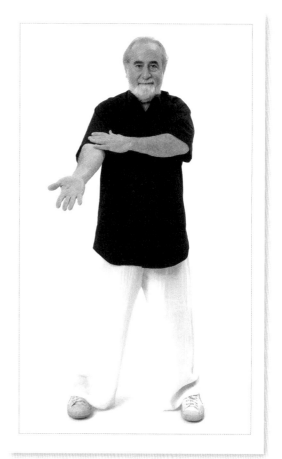

▸▸ ESTIMULAR EL *WEI QI*

Todos los ejercicios de *Qi Gong* estimulan el *Wei Qi*, en especial los movimientos, los automasajes, las percusiones con las palmas de las manos sobre toda la superficie del cuerpo, los ejercicios de respiración, etc.

La sensación de renovación y purificación que se experimenta tras una buena sesión de *Qi Gong* tiene algo que ver con una buena restauración del *Wei Qi*, en especial del de superficie. Si se practican los ejercicios tras una exposición prolongada a campos electromagnéticos nocivos (un largo viaje en coche, avión, tren, operar con el ordenador, con el móvil), se experimenta una especie de repolarización del cuerpo y una descontaminación evidente e inmediata.

Pero también es verdad lo contrario. Recuerdo en una ocasión, de vuelta tras un fin de semana de enseñanza cerca de Barcelona, junto a la playa, donde me sentí especialmente revitalizado, renovado, purificado.

Iba en coche y cometí la imprudencia de usar el móvil durante casi media hora. Al final de la llamada me sentí vaciado, como si todos los beneficios del fin de semana se hubiesen evaporado, una sensación que tardó dos o tres horas en atenuarse.

El *Shen*, el espíritu

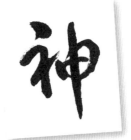

▸▸ A MEDIO CAMINO ENTRE LA FISIOLOGÍA Y LO ESPIRITUAL

Para los médicos chinos, la cabeza es un lugar muy importante, pues es la sede del *Shen*, que se traduce como «espíritu», «consciencia». Los textos médicos clásicos conceden a *Shen* las diversas propiedades que se conocen de la consciencia en la medicina occidental: vigilancia, cognición, memoria, concentración, comprensión y afectividad. Por otra parte, *Shen* está en relación con el corazón, por sus funciones afectivas emocionales e intuitivas. Finalmente, la sede del espíritu es ambigua en el pensamiento chino y se sitúa a la vez en el pecho, en la región del corazón, algo confirmado por muchas tradiciones, y también en la cabeza y el cerebro.

La medicina china no se ocupa del *Shen* más que de sus propiedades neurológicas y psíquicas.

Pero las prácticas espirituales taoístas consideran el *Shen* como el «principio espiritual», que hay que cultivar para desarrollar la sabiduría y la comprensión, para ampliar los fenómenos y armonizarse con la propia vida.

Los defensores de ambas tendencias –la tendencia médica y la espiritual– utilizan el *Qi Gong*. Ello, por otra parte, confiere a la medicina china una dimensión humanista alejada de cualquier posición materialista excesiva y un cuidado del cuerpo de primer orden sin tener en cuenta el «alma», la psique.

Desde el punto de vista médico chino, la consciencia depende de dos factores principales que implican dos órganos: el corazón y el riñón.

▸▸ LA CONSCIENCIA Y EL CORAZÓN

Hemos visto que se supone que una parte de la consciencia reside en el pecho. La tradición china está segura de una cosa: la consciencia depende del estado del órgano del corazón, de su *Qi*, de su sangre y del equilibrio entre ambas constantes.

Si existe desequilibrio entre *Qi* y la sangre del corazón, entonces se dice que el *Shen* ha abandonado su residencia, una manera de decir que existen perturbaciones graves de la consciencia.

Esto tiene lugar a diversos niveles:

A nivel de la circulación cerebral

- «El corazón dirige las arterias del cerebro y las arterias de la retina». Al corazón concierne la hipertensión arterial, los riesgos de accidente vascular, los ataques cerebrales, y las hemiplejías, las afasias... El corazón y su meridiano mandan en las arterias del cerebro y también en la lengua y el lenguaje.

A nivel neurológico

- La vigilancia: obnubilación, pérdida de conocimiento, coma.
- La memoria pierde capacidades de manera cada vez más acentuada, desorientación espaciotemporal, trastornos cognitivos.

A nivel psíquico

- Estados de excitación maníaca o, al contrario, postración y delirios, palilalia melancólica.

A nivel afectivo y psicosomático

- Las penas del corazón, el sentimiento de soledad o de abandono o, por el contrario, la alegría excesiva y el parloteo incesante, afligen al *Qi* del corazón, pero sobre todo al corazón le afectan los estados de ansiedad y de angustia. Resulta pues fácil comprender las interacciones que podrían existir entre la neurología, la circulación y los trastornos cognitivos y los factores afectivos...

  A modo de ejemplo, a los acupuntores no nos sorprende ver aparecer estados depresivos o incluso alteraciones de la memoria después de una operación a corazón abierto.

Estos conocimientos médicos tradicionales llevan a utilizar los ejercicios apropiados para todos esos trastornos utilizando los movimientos de *Qi Gong* para favorecer la energía del corazón. En otras palabras, deberemos seleccionar ejercicios que operen sobre el pecho, el esternón y el meridiano del corazón, que circula por la cara interna de los brazos y el codo para calmar al corazón en caso de ansiedad y de angustia sobre todo, o de hipertensión o riesgo de infarto o de accidente vascular cerebral, o bien para corregir las secuelas.

Alrededor de la cincuentena o incluso antes, empiezan a aparecer trastornos suaves de la memoria reciente: memoria de nombres propios, de nombres de calles, del lugar donde se ha aparcado el coche, olvidos...

Es el momento de utilizar los ejercicios de *Qi Gong* a fin de fortalecer y equilibrar el *Qi* del corazón y la sangre del corazón.

Una práctica preventiva regular podría evitar o retrasar la aparición de esos trastornos en algunos practicantes de *Qi Gong* de edad mediana al cabo de tres o cinco años.

Puedo dar testimonio personalmente de que esto es así, y lo mismo pueden decir dos o tres de mis alumnos que han realizado el primer seminario de formación *Qi Gong anti-age* que dirigí en París en diciembre de 2007. Puedo afirmar que mi memoria, lejos de presentar fallos a partir de los 50 años, no ha hecho más que confirmar el progreso que había observado en los diez años anteriores.

⯈ LA CONSCIENCIA Y EL RIÑÓN

Los médicos tradicionales chinos no descuidan el papel que tiene el cerebro en la consciencia. Los monjes meditadores taoístas incluso han dibujado el interior del cerebro y sus cavidades (los ventrículos) tal como las percibieron durante el proceso de meditación.

En la medicina china, la actividad cerebral depende del *Jing*, de la energía esencial, la más pura y noble del cuerpo, que reside en los riñones (ver anteriormente). *Jing* es transportado, a través de los ocho meridianos curiosos, a la médula espinal y al cerebro, y sobre todo por los tres primeros de los siguientes meridianos: *Du Mai, Ren Mai, Chong Mai, Yang Qiao Mai, Yin Qiao Mai, Yang Wei Mai, Yin Wei Mai.* Todo esto ya se mencionó al hablar del *Jing Qi*.

La transformación del *Jing* al nivel del cerebro es el *Shen*, la consciencia. En los textos médicos abundan las frases donde se juntan *Jing* y *Shen* para formar una única expresión: «*Jing-Shen*», esencia-espíritu, ¿una manera antigua de hablar de neuroendocrinología?

Con la disminución del *Jing* con la edad, es normal constatar que la actividad cerebral pierde sus capacidades óptimas: trastornos suaves de la memoria, mayor dificultad de aprendizaje, lentitud a la hora de aprender y de retener nuevos comportamientos, disminución de la adaptación social, y luego, de manera más pronunciada en el peor de los casos, la senilidad puede afectar a una parte importante de la memoria, y entonces la persona tiene la sensación de quedarse en blanco, dificultad para leer, para comprender una conversación, vértigos, pérdidas del equilibro, debilidad motriz que afecta sobre todo a las extremidades inferiores y a la capacidad de andar, y que luego se traslada a la capacidad de mantenerse en pie, y también a las extremidades superiores...

Esta degradación neurológica y psíquica llega de la mano de una disminución real de la masa cerebral, que pierde algunos cientos de gramos con el proceso de involución psíquica.

Todos los ejercicios de *Qi Gong*, absolutamente todos, previenen esta evolución, frenándola o alejando la fecha del final de la vida. El *Qi Gong* tiene el importante efecto de fortalecer *Jing Qi* y *Yuan Qi*, y favorecer su circulación por los meridianos curiosos hacia el cerebro y la médula, de manera espontánea en los movimientos, o bien voluntariamente provocada mediante respiraciones especiales, meditaciones-visualizaciones como la pequeña circulación celeste o movimientos de la cabeza y del cuello, como «La cabeza de tortuga».

▸▸ *SHEN* Y EL CEREBRO

Shen reside en la cabeza. Por ello esta es la herramienta para trabajarlo con ejercicios como «La cabeza de tortuga», citado hace un momento, o con meditaciones en zonas concretas de la cabeza para favorecer el mejor funcionamiento del cerebro y del espíritu, como la meditación en la almohada de jade, zona bisagra entre el occipucio y las primeras cervicales, en el tercer ojo, el espacio profundo del cráneo, entre las cejas, o incluso en la coronilla de la cabeza, las «cien reuniones».

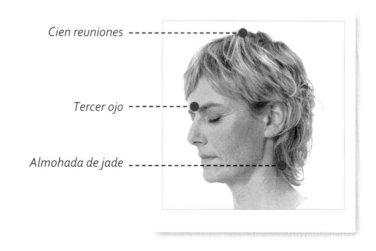

Cien reuniones ----------

Tercer ojo ---------

Almohada de jade ------------

Jing, Qi, Shen:
los tres Tesoros del ser humano

DESCUBRIR ENERGÍAS DIFERENTES nos lleva a fijarnos en tres lugares del cuerpo privilegiados para la práctica del *Qi Gong*: el primero está por debajo del ombligo, el segundo en el pecho y el tercero en la cabeza. Se les llama los tres *Dan Tian*: los tres campos donde se cultiva el elixir de la longevidad, el cinabrio, la «píldora de la inmortalidad», empleando el lenguaje de los alquimistas.

El primero de estos campos, el ***Dan Tian* inferior** está totalmente consagrado a cultivar el *Jing*, la esencia.

El segundo, el ***Dan Tian* medio**, el pecho, es el campo donde se cultiva el *Qi* nutricional, que procede de los alimentos y del aire. El pecho reúne muy bien las energías adquiridas de la alimentación, que ascienden para ser purificadas, de la respiración, y también de *Zong Qi*, esta «energía primaria» que condiciona la extracción de esas energías adquiridas y las hace circular por el corazón, la aorta y el sistema vascular, por la sangre, el pulmón y luego por los meridianos energéticos.

El ***Dan Tian* superior**, el centro de la cabeza, es el campo donde se cultiva el espíritu.

Jing, Qi y *Shen* son los tres componentes fundamentales del ser humano, que se podrían denominar de otra manera: la energía sexual de la reproducción y las hormonas, la energía de los nutrientes y del oxígeno asimilado por la digestión y la respiración a fin de mantener la vida y los metabolismos, y finalmente la consciencia.

Los médicos taoístas consideran a *Jing, Qi* y *Shen* los tres Tesoros del ser humano. Estos Tesoros se influyen entre sí a fin de producir más salud, más longevidad y más sabiduría.

Es el proceso espiritual de la alquimia interna del *Tao*, algo que no es irrelevante, pues el desarrollo espiritual implica obligatoriamente la optimización de la salud y, en consecuencia, de la longevidad.

Los tres animales de la longevidad

HERENCIA DEL ORIGEN CHAMÁNICO de esta filosofía, los taoístas citan tres animales que debemos imitar para ahorrar y cultivar la propia energía y desarrollar la longevidad. Estos tres animales son: el ciervo, la grulla y la tortuga.

De hecho, cada animal corresponde a cada uno de los tres Tesoros en cada uno de los tres *Dan Tian*. Los ejercicios propuestos están, pues, directamente inspirados en el animal y van más allá de las funciones que implican.

⏩ EL CIERVO
corresponde al animal del *Dan Tian* inferior

El ciervo se tumba y sitúa la pezuña de una de sus patas posteriores contra el ano. Es una manera de explicar que el *Qi* del *Dan Tian* inferior no se gasta, sino que se conserva.

Los ejercicios consisten en movilizar la pelvis, las articulaciones sacroilíacas, el perineo y en controlar la energía sexual en el momento de las relaciones, especialmente durante la eyaculación masculina.

⏩ LA GRULLA
está relacionada con el *Dan Tian* medio,
el tórax, la articulación genohumeral.

Los ejercicios desarrollan una energía del pecho muy potente, comparable a la de la grulla cuando vuela muy alto y emite un grito muy fuerte para que se escuche lejos (la fuerza de la voz en la medicina china es proporcional a la fuerza de los pulmones).

Su movilización forzada y repetida fortalece la energía *Zong Qi*, la de los pulmones, y regula la circulación sanguínea y el corazón.

Por ello, activa el *Qi* de todo el cuerpo y sobre todo el *Qi* adquirido, que rige el segundo *Dan Tian*.

▸▸ LA TORTUGA

está relacionada con el *Dan Tian* superior
y la cabeza.

El ejercicio se denomina «La cabeza de tortuga» y consiste en movilizar el tronco cervical y la cabeza. Es un ejercicio muy tradicional de los monjes taoístas. La idea es imitar a la tortuga, que mete y saca la cabeza del caparazón y que vive largamente.

El resultado es un fortalecimiento del cerebro y en consecuencia del *Shen*, del espíritu.

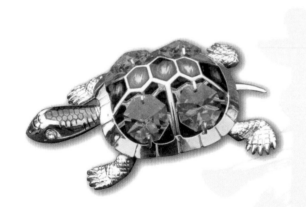

El triple calentador

En la medicina china, el tronco se divide en tres partes: la inferior, del perineo al ombligo; la mediana, del ombligo al extremo del esternón; y la superior, del extremo del esternón a la base del cuello.

Estas tres partes se denominan los tres calentadores

Cada una de estas partes desempeña un papel fundamental en la economía de la energía corporal *Zhen Qi*, de la circulación y del metabolismo del agua en las células y fuera de ellas.

Estos tres calentadores se han relacionado con los tres plexos: hipogástrico, solar y cardíaco.

- El calentador inferior está relacionado con el riñón.

- El calentador medio está relacionado con el bazo y el hígado.

- El calentador superior está relacionado con el pulmón y el corazón.

Pero los tres calentadores representan una estructura funcional que relaciona entre sí a los cinco órganos, facilitando el equilibrio mutuo.

En *Qi Gong*, hay ejercicios como drenar los tres calentadores y armonizar los tres calentadores, que tienen por objeto contribuir y actuar en esta regulación por medio de la energía, directamente sobre los plexos y el sistema neurovegetativo.

Es fácil comprender su importancia, en la estrategia antienvejecimiento, pues los tres calentadores son una estructura de distribución de *Yuan Qi*, la energía de la vida, la energía del origen, hacia todos los meridianos, todos los órganos y todos los tejidos. Todos necesitamos, al envejecer, de un suplemento de *Yuan Qi* en los órganos, que podemos asegurarnos manteniendo la dinámica de los tres calentadores.

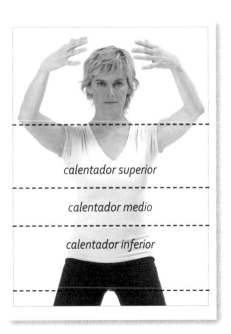

calentador superior

calentador medio

calentador inferior

Los cinco órganos

TAMBIÉN ES NECESARIO considerar de manera más específica en este estudio los cinco órganos, que son el punto crucial de la fisiología y de la salud en la medicina china en el proceso de envejecimiento.

Cada órgano mantiene un vínculo con una o varias de las energías hereditarias o adquiridas, de la sangre y de la circulación de líquidos. Tienen una función propia que se expresará mediante una alteración a lo largo de la vida o un envejecimiento prematuro, dependiendo de su estado vital. El *Qi Gong* está ahí para estimular, armonizar, soltar o drenar cada uno de ellos dependiendo de sus necesidades.

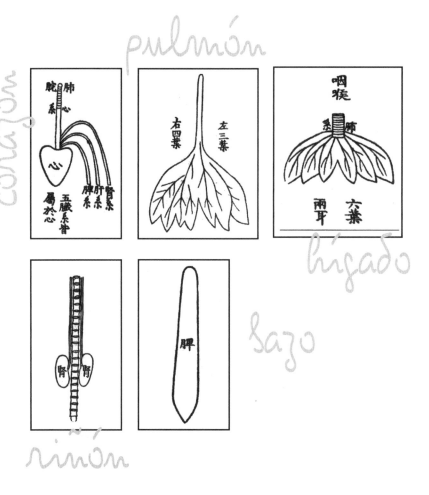

El ser humano, entre la Tierra y el Cielo

LA CIVILIZACIÓN CHINA cuenta las cosas de la siguiente manera: el ser humano nace entre el Cielo y la Tierra. Procede del Cielo y de la Tierra. Los médicos chinos tradicionales representaron la Tierra y el Cielo como los dos polos de un electroimán gigantesco que polariza nuestro cuerpo, siendo la parte superior del cuerpo positiva (*Yang*) y la parte inferior negativa (*Yin*).

Según los médicos chinos, el ser humano vivo capta y se alimenta constantemente de estas energías, pero no se contenta con respirar y alimentarse, sino que se alimenta sin ser consciente de estas energías de la Tierra y del Cielo que le atraviesan.

En acupuntura, todo ello es un concepto algo abstracto, mientras que con el *Qi Gong* aprendemos a experimentar que no somos impermeables, metidos en la escafandra de la piel, sino, al contrario, somos osmóticos. Lo aprendemos desde dentro, pues podemos sentirlo.

▸▸ CÓMO AUMENTAR LA CAPTACIÓN DE ENERGÍAS DE LA TIERRA Y DEL CIELO

El primer método, y el más importante, es ser consciente y prestar atención, en lugar de vivir inconscientemente.

Es lo mismo que pasar de respirar con naturalidad a controlar la propia respiración y reducir su velocidad, modularla hasta el grado que se desee.

El segundo método es enraizarse, es decir, practicar el descender el peso del cuerpo hacia el centro de gravedad, como si se pretendiese hacerse más pesado para impedir que alguien nos levante, flexionando ligeramente las rodillas, o de manera pronunciada si se permanece de pie, inmóvil, o en movimiento.

Esta polarización acentúa la toma de energía de la Tierra.

El tercer método es alinearse con un eje vertical impecable para conectarse y conectar la coronilla de la cabeza con el Cielo, y aligerar la cabeza para crear una polarización propicia para captar las energías del Cielo.

Es algo que resulta evidente en las posturas estáticas estando de pie, igual que respecto al enraizamiento.

El cuarto método es conectarse conscientemente con las energías de la naturaleza. El espíritu silencioso comulga con la Tierra, el Cielo, un árbol o los astros: sol, luna, etc.

El quinto método es aspirar estas energías del exterior mediante una respiración muy sutil, tan sutil que da la impresión de respirar por la piel más que por la nariz.

Todas estas prácticas evidencian el origen chamánico del *Qi Gong*, además de que se encuentran prácticas idénticas en la Amazonia y de manera general en todas las culturas chamánicas.

No es infrecuente, al cruzar un parque en China, ver a ancianos de pie, con las rodillas ligeramente flexionadas, con las manos y el rostro vueltos hacia un árbol, permaneciendo ahí, en una inmovilidad absoluta, respirando de forma imperceptible y captando el *Qi* del árbol.

▸▸ LOS TRES TESOROS DE LA TIERRA Y EL CIELO

En el taoísmo se dice: el Cielo tiene tres Tesoros: el sol, la luna y las estrellas. La Tierra tiene tres Tesoros: el viento, el agua y el fuego. El viento y el agua, esencialmente. El viento representa las fallas y las corrientes telúricas del agua: las fuentes, los ríos subterráneos y las capas freáticas. Viento se dice *Feng*, y agua, *Shui*. Es el origen de la ciencia del *Feng Shui*: en China, al especialista en *Feng Shui* se le considera también brujo y claro, es alguien que practica *Qi Gong* para aumentar su sensibilidad.

Los tres Tesoros del ser humano, *Jing*, *Qi* y *Shen*, se unen así a los tres Tesoros del Cielo y de la Tierra. Se completa el círculo.

Cuanto más interna es la práctica de *Qi Gong* y más contacto se mantiene con las energías de la naturaleza, más eficaz será para cultivar el *Yang Sheng* y hacer que aumenten los factores de la longevidad.

En la ciencia moderna occidental no se estudia este aspecto de la fisiología humana más que –la mayor parte del tiempo– en su aspecto negativo. La sensibilidad a las corrientes telúricas, a las energías y las radiaciones cósmicas, la sensibilidad a los campos electromagnéticos intensos (líneas de alta tensión) o débiles: la electrosensibilidad a los ordenadores, teléfonos móviles, antenas repetidoras... Pero la ciencia desconoce esta capacidad osmótica y electrosensible inversa: la posibilidad de recargarse, de reponer fuerzas. La tradición china la convirtió en un secreto. Nutrirse de la Tierra y del Cielo conscientemente mediante el *Qi Gong* permite acumular una cantidad de *Qi* tomada del exterior y fabricar un remanente de energía vital, de esencia. La longevidad no es solo moverse, respirar, alimentarse de manera correcta... La longevidad es, sobre todo, captar, impregnarse y transformar. Por ello, *Yang Sheng Gong*, nutrir el principio vital, no se limita a llevar a cabo una actividad física. Nutrir el principio vital consiste en intensificar la relación entre del exterior y el interior, a fin de aumentar la cantidad y la calidad de nuestros recursos de vida. Esa es la acción más poderosa del *Qi Gong* sobre la salud y la longevidad.

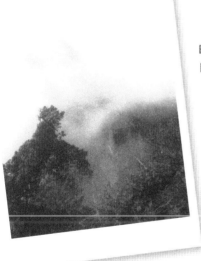

En *Qi Gong*, se desarrolla básicamente esta capacidad de captar la Tierra y el Cielo para regenerarse.

Con el suplemento de energía de estas dos fuentes, captadas mediante la práctica, se puede elaborar este suplemento de energía vital, *Yuan Qi*, y de energía seminal o esencial, *Jing Qi*. Si hacemos disminuir el ritmo de la respiración y de los gestos hasta dar la impresión de nadar al ralentí en un plasma cósmico invisible, lo conseguiremos.

Si orientamos el pensamiento a captar en cada inspiración las energías del exterior, también lo lograremos. En pocos minutos de práctica tendremos la sensación de regenerarnos y purificarnos como si hubiésemos tomado una ducha interior.

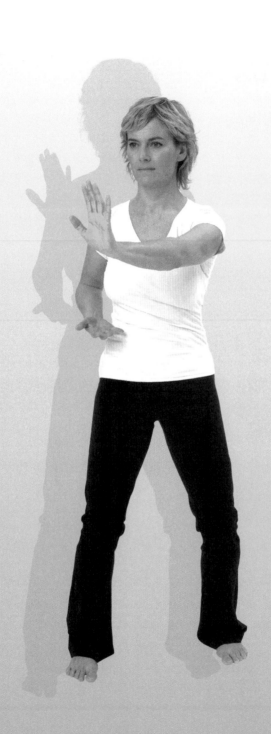

Segunda parte

Qi Gong anti-age:
modo de empleo

QI GONG ANTI-AGE: vídeo de youtube
https://www.youtube.com/watch?v=tHVaMmwsZHo

¿A quién beneficia **el _Qi_?**

▶▶ DE 9 A 29 AÑOS

La práctica antes de la pubertad y la madurez sexual mejora el potencial de la vitalidad y el rendimiento fisiológico y físico durante toda la vida, sobre todo si se prolonga hasta el período en que comienza el declive del ser humano tras el crecimiento, es decir, sobre los 25 años (inicio de la disminución de la hormona del crecimiento).

Los más grandes maestros de _Qi Gong_ empezaron a practicar en esos grupos de edad. Los mayores expertos de artes marciales tuvieron una práctica intensa de _Qi Gong_ previa, durante y después de la adolescencia.

▶▶ DE 29 A 49 AÑOS

La práctica regular, al menos 30 minutos al día, continuada, o iniciada en este período de la vida desarrolla el estado de supersalud con las 17 señales de la supersalud, ya vistos en otra obra[1] que se describe más adelante.

En este grupo de edad, esta práctica prolongará el estado óptimo de nuestro rendimiento, tal o casi como era en la primera juventud.

↪ **En este libro se exponen dos programas:**

- El programa para cultivar el estado físico.
- El programa de longevidad.

Algunos principiantes que rondan los 40 años volverán a tener sensaciones en su cuerpo que habían olvidado, como potencia muscular, ganas de saltar y de correr, se levantarán por la mañana en plena forma una hora antes de lo acostumbrado, sentirán el deseo de proponerse hacer algo, una euforia interior...

Sin saberlo, estarán viviendo los primeros signos de la supersalud.

---

1. _Les Mouvements du bonheur: Wu Dang Qi Gong_ (Guy Trédaniel Éditeur, 2005).

▶ DE 49 A 69 AÑOS

Si se inició la práctica pronto, en el período precedente, el estado de supersalud tiene posibilidades de prolongarse largo tiempo en esta franja de edad. Pueden aparecer algunos déficits de memoria, resistencia, etc., pero serán más tardíos y menores que en las personas de la misma edad que no practiquen *Qi Gong*. Podría decirse que mantener el estado de supersalud al máximo nivel posible garantizará un declive tardío.

Si la práctica comienza en este período, será posible dar marcha atrás y recuperar parte o la totalidad de los déficits o las patologías aparecidas entre los 60-70 años.

Las personas tienen al mismo tiempo una impresión de rejuvenecimiento: flexibilidad, vitalidad, claridad mental, interés y motivación, disminución de los anquilosamientos y de dolores...

▶ DE 69 A 99 AÑOS

Pueden aparecer déficits o patologías si la persona nunca practicó *Qi Gong* y si además es sedentaria. Hay que poner en marcha el programa de longevidad, para completar o sustituir el programa para cultivar el estado físico mediante ejercicios concretos y adaptados a los déficits presentes.

▶ DE 99 AÑOS HASTA PASADOS LOS 100

Lo que le habrá convertido en un centenario en forma, autónomo o no, será cuestión de constitución genética o de manera de vivir. Pero nunca es demasiado tarde para empezar.

Programa
para cultivar el estado físico

ESTE PROGRAMA SE HA ELABORADO para una práctica a todas las edades, de la adolescencia al período octogenario y más. La serie «Los ocho brocados de seda» es una de las más clásicas y antiguas en *Qi Gong*.

Este programa se inspira en nuestras obras: *Qi Gong, gymnastique chinoise de santé et de longévité* y *À la découverte du Qi Gong*, y presenta los automasajes, «Los ocho brocados de seda» y la postura «Abrazar el árbol», en un programa corto de 35 minutos diarios, cumpliendo el objetivo de optimizar nuestro estado físico.

▶▶ **LOS AUTOMASAJES** [P. 96] producen un despertar de la energía, un reparto armonioso de la misma por todo el cuerpo, y ejercen un efecto calmante de los órganos de los sentidos, previniendo el envejecimiento de las capacidades sensoriales.

▶▶ **LA POSTURA ESTÁTICA: «ABRAZAR AL ÁRBOL»** [P. 102] aumenta la generación del principio vital y lo pone en circulación por los doce meridianos principales, en los ocho meridianos curiosos y en la pequeña circulación celeste para alimentar al cerebro. Posee un efecto antiestrés, aumenta la resistencia a la fatiga física e intelectual, mejora la calidad del sueño y recorta el tiempo necesario de recuperación.

▶▶ **«LOS OCHO BROCADOS DE SEDA»** [P. 106], forma clásica, *Baduan Jin* en chino. Es un encadenamiento de ocho movimientos que ha sido presentado en *Qi Gong, la gymnastique des gens heureux* bajo el título de «Los ocho movimientos preciosos». Hemos elegido presentarlos con el título «Los ocho brocados de seda», una variante de los ejercicios precedentes, descritos en nuestro libro *Qi Gong, gymnastique chinoise de santé et de longévité* (págs. 200-221).

Esta forma original es la adaptación que ha hecho un discípulo de un gran maestro de *Tai Ji Quan*, Wai Sun Liao, transmitida por Dominique Tu, a nuestro primer maestro de *Qi Gong*, Jake Fratkins.

La ventaja de esta serie es que es a la vez externa e interna, y hace trabajar maravillosamente las articulaciones y la columna vertebral, así como la circulación de la energía por el cuerpo y por todos los meridianos principales y los meridianos curiosos.

⮕ La asiduidad de la práctica cotidiana del programa para cultivar nuestro estado físico, combinado con eventuales ejercicios de longevidad, como «Captar la Tierra y el Cielo», conduce a la mayoría de los practicantes a sentir en muy pocas semanas un buen número de las diecisiete señales de la supersalud o bien de todas en su totalidad.

Las diecisiete señales de la supersalud

- Soltura y flexibilidad de las articulaciones
- Movimientos y porte dinámico y ligero
- Aumento de la vitalidad
- Aumento de la resistencia física
- Disminución o desaparición de la fatiga al final de la jornada
- Disminución de la duración del sueño
- Sueño más reparador y profundo
- Recuperación acelerada en caso de desfase horario o de agotamiento
- Aumento de la atención, la concentración y la resistencia al esfuerzo intelectual
- Mejora de la memoria y estimulación de la creatividad
- Sensación excepcional de bienestar, de júbilo y euforia celular
- Sensación interior de cuerpo limpio, puro y luminoso
- Intensificación de las facultades sensoriales
- Aumento del deseo sexual y de la sensibilidad orgásmica
- Alegría profunda y serena
- Aumento de la sensibilidad, más tranquila y serena
- Aumento de la confianza en uno mismo y en la vida, en cualquier circunstancia

Programa **de longevidad**

ESTE PROGRAMA CONTIENE ejercicios para completar o alternar con el programa para mantenerse en forma, por sus efectos anti-age, pero también por sus efectos terapéuticos o de reparación de la degradación o degeneraciones, en fase inicial o avanzada, de ciertas funciones vitales. Es aplicable a diversos grados en gerontología, pero tiene sobre todo un valor preventivo del envejecimiento y puede responder a los casos particulares de cada uno.

Si no se dispone de tiempo, se puede practicar un día el programa para mantenerse en forma y otro día el programa de longevidad con «Captar la Tierra y el Cielo», y otros ejercicios en movimiento o estáticos, asociados a los animales de longevidad, dependiendo de las necesidades.

Si por el contrario, se dispone de mucho tiempo, en vacaciones, estando jubilado o haciendo que el despertador suene un par de horas antes de la hora acostumbrada, estableceremos nuestro propio programa de una hora y media o dos horas de práctica. En este caso, las señales de supersalud se impondrán por sí mismas y se harán permanentes.

▸▸ «CAPTAR LA TIERRA Y EL CIELO» [P. 124]

Se presentan cuatro ejercicios de *Qi Gong* interno del estilo *Wu Dang*, a fin de practicar la absorción de las energías de la naturaleza, beneficiarse de la especifidad del *Qi Gong* y utilizar estas energías para cultivar el *Yang Sheng*.

Indicaciones diversas relativas a la edad

- Fatiga
- Trastornos de la memoria
- Trastornos del sueño
- Depresión
- Anquilosamiento articular y rigidez
- Dolores de artrosis
- Osteoporosis
- Trastornos circulatorios y de hipertensión
- Secuelas de infartos
- Prevención de accidentes vasculares cerebrales
- Secuelas de accidentes vasculares cerebrales
- Trastornos digestivos
- Obesidad, diabetes
- Pérdida de visión
- Acúfenos
- Déficits auditivos
- Equilibrio y prevención de caídas
- Tonicidad de los esfínteres
- Insuficiencia respiratoria crónica
- Apnea del sueño

Si estos ejercicios se combinan con el programa para mantenerse en forma, con los «movimientos de la felicidad» o con una práctica suficiente de *Tai Ji Quan*, los signos de supersalud aumentarán en la vida cotidiana del practicante.

▸▸ LAS CAMINATAS DEL *QI GONG* [P. 132]

Se presentan cuatro caminatas cuyo efecto es fortalecer la distensión y el control en caso de la práctica de deportes de alto nivel, o bien el equilibrio, la coordinación, la solidez en las piernas y la circulación de la energía para acompañar a todas las personas de edad avanzada.

▸▸ OTRAS POSTURAS ESTÁTICAS [P. 146]

Responden a objetivos terapéuticos o preventivos distintos, o bien son una adaptación para las personas que presentan una movilidad reducida.

▸▸ LOS TRES ANIMALES DE LA LONGEVIDAD [P. 152]

La tortuga se ocupa de la cabeza, el cerebro, la consciencia y la prevención de déficits en los órganos sensoriales, así como de la conservación de la memoria y las funciones cognitivas.

La grulla se ocupa del tórax, la capacidad respiratoria y la salud del corazón, pero también de la protección de los senos de la mujer.

El ciervo actúa sobre la pelvis, el perineo, los órganos genitales, la vejiga y la próstata.

▸▸ REFORZAR LA PUERTA DE LA VIDA [P. 165]

▸▸ LA COLUMNA VERTEBRAL Y LOS TRES *DAN TIAN* [P. 167]

▸▸ PARA ESTIMULAR LAS DEFENSAS [P. 172]

▸▸ PARA ESTIMULAR LA DIGESTIÓN Y LA ASIMILACIÓN [P. 180]

▸▸ PARA UN SUEÑO TRANQUILO, CONTRA LA APNEA DEL SUEÑO [P. 185]

▸▸ PARA ESTIMULAR LA MEMORIA [P. 187]

▸▸ PARA ESTIMULAR LA VISTA [P. 189]

▸▸ PARA FORTALECER LOS OÍDOS [P. 196]

▸▸ PARA FORTALECER LOS HUESOS [P. 198]

▸▸ REJUVENECER MANOS Y PIES [P. 204]

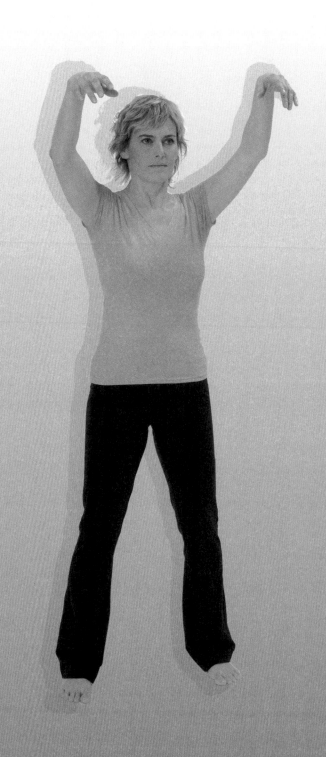

Tercera parte

programa para
cultivar
el estado físico

Los automasajes

⇉ LA PRÁCTICA

Frotar las manos

■ Empezar siempre el masaje frotándose las manos y volverlo a hacer entre cada masaje. Frotar las manos entre sí, lentamente, apoyando ligeramente las palmas de una sobre la otra para obtener calor y atraer el *Qi* a las palmas. Al mismo tiempo nos concentramos en los puntos *Lao Gong* (en el centro de la palma) y en la punta de los dedos.

Masajear el rostro

■ Bajar las manos por la frente, los ojos y las mejillas, por la boca hasta el mentón. A continuación apartarlas y subirlas por los costados, las mandíbulas, las orejas y las sienes.

■ Apoyar ligeramente al bajar y apoyar con más fuerza al subir.

■ Practicar de 10 a 15 ciclos.

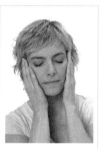 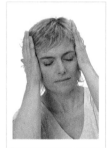 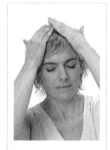

Masajear el cuero cabelludo

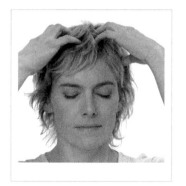

■ Tras haberse frotado las manos, peinarse con los dedos, y avanzar apoyándose con fuerza en el cuero cabelludo, mediante pequeños tirones, de delante hacia atrás, para despegar el cuero cabelludo del cráneo (15 veces).

■ A continuación, con la uñas hundidas en el cuero cabelludo, avanzar sin dar tirones, muy lentamente, arañando con más o menos fuerza el cuero cabelludo (15 veces).

Masajear la frente alternativamente

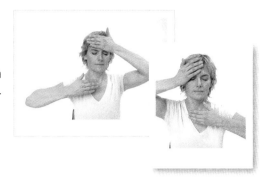

- Frotarse las manos; a continuación, con una mano y luego con la otra, masajear suavemente la frente como si la secásemos.

- 15 veces cada mañana.

Masajear los ojos

- Tras haberse frotado las manos para que se calienten, depositarlas sobre los ojos e ir alejándolas hacia las sienes frotando toda la superficie de los ojos, los párpados y las cejas. El meñique masajea el ojo, sobre el borde de la órbita.

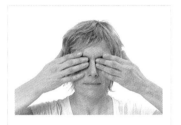
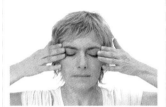

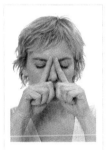
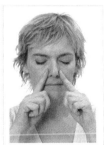

Masajear la nariz

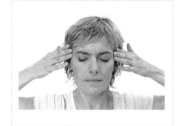

- Tras haberse frotado las manos, frotar los bordes de la nariz con los índices, de las aletas a la raíz, ida y vuelta (30 veces).

Masajear los labios

- Tras haberse frotado las manos, depositar un índice, a lo largo, sobre el labio superior, a medio camino entre la nariz y el labio; y el otro por debajo del labio inferior, en la fosa del mentón.

- Masajear 15 veces y luego cambiar los índices: el de arriba pasa abajo y al contrario. Masajear 15 veces más.

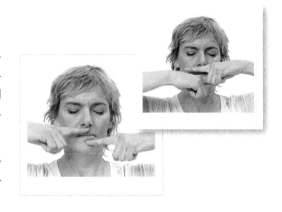

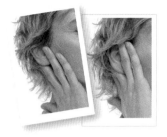

Masajear las orejas

■ Tras haberse frotado las manos, pasar cada oreja entre el dedo anular y el dedo corazón de cada mano.

■ Masajear con vigor de abajo arriba y de arriba abajo (30 veces).

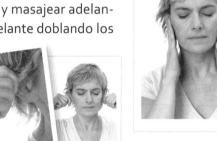

■ A continuación depositar las manos planas sobre los pabellones de las orejas y masajear adelante y atrás y de atrás hacia delante doblando los pabellones (30 veces).

■ Luego masajear pellizcando el pabellón entre el pulgar y el índice.

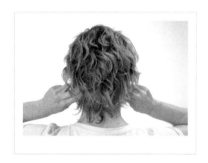

Masajear el palacio del viento

■ Tras haberse frotado las manos, masajear con el pulgar, con la punta del pulgar o con todos los dedos, el punto de acupuntura situado a derecha y a izquierda de la cabeza, bajo el occipucio, sobre la nuca, en un hueco profundo. Apoyar con fuerza 30 veces o girar apoyando con fuerza.

Masajear el palacio de los centros vitales

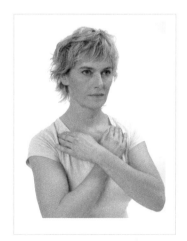

■ Tras haberse frotado las manos, cruzar los brazos y poner tres dedos de cada mano planos sobre «los palacios de los centros vitales» (*Shu Fu*), situados en el ángulo interno formado por las clavículas y el esternón, y frotar de arriba abajo, en diagonal.

Masajear el «gran *Lo*» de la energía y el palacio de los centros vitales

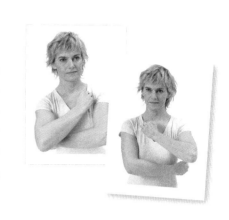

- Manteniendo los brazos cruzados, los dedos juntos formando un pico, ir golpeando uno de los dos palacios de los centros vitales con una mano y, con la otra, el punto que está a dos manos bajo la axila (30 veces, y luego cambiar de lado, y de nuevo 30 veces).

- Este punto abre el «gran *Lo*» de la energía, donde esta se distribuye por la carne y los músculos.

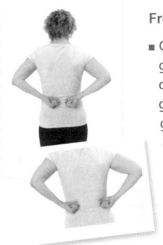

Frotar el *Ming Men* con los puños

- Cerrar los puños sin apretar los índices y pulgares, dejando un hueco entre ellos. Con esos dos anillos formados por los índices y los pulgares, una región que los chinos llaman «garganta del tigre», masajear los riñones girando a ambos lados de la columna vertebral (15 veces en un sentido y 15 veces en el otro).

  - Después, con los puños cerrados, golpear con firmeza el *Ming Men*, a izquierda y a derecha, alternativamente (30 veces).

Masajear el *Dan Tian*

- Tras haberse frotado las manos, colocarlas en oblicuo sobre el *Dan Tian* y masajear en el sentido de las agujas del reloj; una mano sube mientras que la otra baja (30 veces). Hay que sentir calor en la piel, para luego difundirlo por el interior, por el *Dan Tian*, tras el masaje.

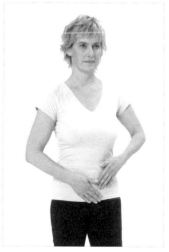

- Después, con los puños cerrados, golpear alternativamente bajo el ombligo la región del *Dan Tian* (30 veces).

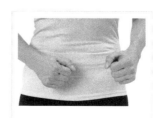

- Este masaje desde luego no debe hacerse en caso de embarazo.

Masajear los brazos en el sentido de los meridianos

- Tras haberse frotado las manos, con la palma de la mano izquierda, masajear el brazo derecho hacia abajo, por la cara interna del brazo hasta
  la palma, luego, ascender por la cara externa, desde el dorso de la mano
  hasta el hombro (30 veces). Repetir con el otro brazo.

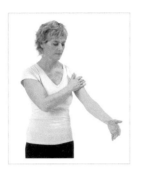 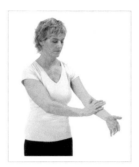 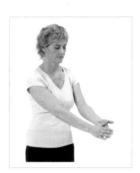

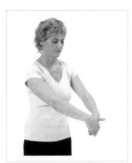 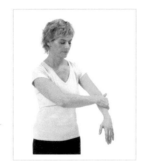 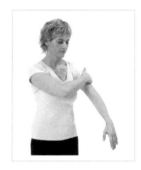

comentarios

- Estos masajes son muy eficaces para poner en marcha la energía del cuerpo. Los de la cabeza y el rostro despiertan, estimulan la vigilancia, despejan los siete orificios que organizan el corazón; es decir, los órganos sensoriales bajo las órdenes del *Shen*.

- Por ello tienen un efecto preventivo del envejecimiento de los órganos sensoriales, deshaciendo los nudos de sangre y de energía a su nivel. Actúan a través de los órganos de los sentidos sobre la consciencia y la despejan.

- La estimulación de los puntos bajo las clavículas y luego los golpecitos de este punto y del punto bajo la axila fortalecen la circulación del sistema linfático y de los líquidos orgánicos (infiltración de agua, edema, celulitis, cartucheras). Frotar y dar golpecitos en las lumbares y la región bajo el pubis estimula el vínculo de almacenamiento y el de crecimiento de la energía esencial *Jing Qi*.

- El masaje de las extremidades superiores y de las inferiores, en el sentido de la circulación, favorece la disolución de bloqueos y estancamientos del *Qi* en los meridianos.

Masajear las piernas en el sentido de los meridianos

■ Tras haberse frotado las manos, colocarlas por encima de los muslos, en la parte posterior y lateral de las piernas, y bajarlas hasta los dedos pequeños de los pies, para a continuación ascender a partir de los dedos gordos hasta la parte superior de los muslos por la cara interna de las piernas (30 veces).

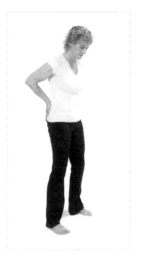 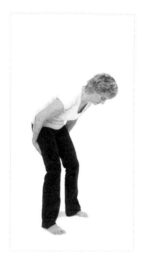 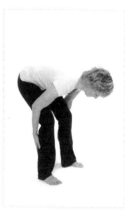

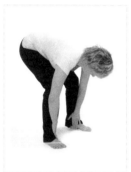 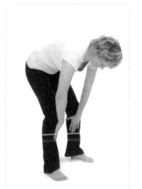 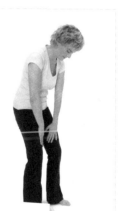

consejos

■ El momento más favorable para hacer estos masajes es al levantarse de la cama o después de la ducha y también al principio de la sesión de *Qi Gong*.

■ La duración es de unos 10 minutos.

La postura estática:
«Abrazar el árbol»

▸▸ LA PRÁCTICA

Zhang Zuong Gong

Postura inicial

■ De pie, con los pies juntos, repartir el peso sobre toda la superficie de los pies, las rodillas desbloqueadas pero no dobladas, la pelvis relajada. Serenar la respiración. Concentrar el *Jing* en el *Dan Tian* y el *Shen* en el tercer *Dan Tian*.

Apertura

■ Abrir el pie izquierdo a una distancia similar a la existente entre los hombros, manteniendo los pies paralelos como en el esquí.

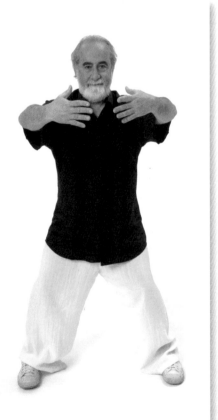

Postura

■ Flexionar las rodillas para situar la rótula en la vertical de los dedos de los pies.
■ Soltar la pelvis como al ir a lomos de un caballo.
■ Subir los brazos a la altura del pecho, con las palmas mirando hacia el mismo.
■ Las axilas están vacías.
■ Los hombros permanecen relajados.
■ El *Ming Men* está abierto.
■ El pecho ligeramente abierto.
■ Los codos y puños forman un círculo.
■ El mentón metido.
■ La punta de la lengua toca el paladar.
■ La cabeza está suspendida por un hilo del cielo.
■ Los ojos abiertos se fijan en un punto, pero nos imaginamos observando nuestro *Dan Tian*.
■ Mantener un eje vertical perfecto del cuerpo; pedir a alguien que lo compruebe, o bien comprobarlo de perfil en un espejo.
■ Enraizarse dejando caer el 70% del peso corporal bajo la cintura, y conectarse al cielo, aligerando la parte superior del cuerpo y la cabeza, que «solo pesan el 30%».

- Levantar el perineo, sin contraer los esfínteres, pero con la intención de aspirar muy superficialmente; mantenerlo suspendido tanto al inspirar como al espirar.
- Respirar desde el bajo vientre (una respiración llamada «budista» o normal), permitiendo que se llene con la inspiración y se retraiga al espirar.
- Concentrarse en la idea de tener una gran pelota de energía entre los brazos y una pequeña entre las manos.

Cierre

- Acercar el pie izquierdo al derecho bajando los brazos y describiendo dos círculos hacia el exterior girando las manos como si se acumulase la energía alrededor y luego posarlas sobre el *Dan Tian*, la mano izquierda en contacto con esa zona y la derecha por encima de la izquierda para los hombres; para las mujeres al contrario.

▶ LOS EFECTOS DE LA POSTURA «ABRAZAR EL ÁRBOL»

- Los principales efectos que se obtienen de la práctica regular de esta postura es la estimulación vigorosa de una vitalidad repentinamente incrementada. Las primeras veces, y si no se ha practicado nunca antes, pueden aparecer signos *Yang*: exceso de calor, calor en el estómago y dificultades para conciliar el sueño. En ese caso, hay que disminuir la práctica y retomarla cuando los síntomas remitan.
- También en las primeras ocasiones se producirán signos naturales de eliminación: lengua cargada, orina oscura y nauseabunda, fuerte olor de la transpiración, heces más abundantes, más blandas, a veces tres o cuatro deposiciones diarias, algo que constatan muchos alumnos de los seminarios intensivos de *Qi Gong*. Más adelante, estas reacciones amainan y desaparecen al cabo de unas semanas, mientras que el proceso de eliminación y desintoxicación de la postura continuará efectuándose silenciosamente todo el tiempo que se practique este ejercicio con regularidad.
- Los efectos repercuten en el sueño mucho más que con *Wu Ji*, que se verá recortado en una o dos horas por noche. Es decir, que uno se despertará una o dos horas antes de lo habitual, fresco y «dispuesto». Por el contrario, esta postura practicada por la tarde o la noche puede impedir conciliar el sueño. Pero, practicada por la mañana, regula el sueño de los insomnes.

- Esta postura es el ejercicio más potente de *Qi Gong* para estimular la inmunidad. En 1986 publicamos el resultado de investigaciones internacionales sobre las pruebas de los efectos positivos del *Qi Gong* en la estimulación de la inmunidad.[1] Después siempre hemos verificado esta eficacia del *Qi Gong* y de esta postura sobre la inmunidad.
- Pero su práctica estaría contraindicada en caso de fiebre. Los efectos sobre la estructura osteoarticular son complejos. La postura «Abrazar el árbol» incide sobre la posturología, sobre el basamento, la planta de los pies y el eje del cuerpo. Las líneas de gravedad del cuerpo se tornan muy verticales y eso lo equilibra, desarrollando la toma de consciencia del esquema corporal.
- Los desequilibrios osteopáticos y las asimetrías se van corrigiendo progresivamente. La estática vertebral evoluciona con equilibrio y los dolores funcionales habituales –lumbalgias, cervicalgias, dorsalgias– disminuyen y desaparecen, incluso en los casos de hernia discal no quirúrgica.
- También produce otro efecto en la fascia y, en consecuencia, en el cerebro, por intermediación de la bomba craneosacral.
- El efecto en la bomba craneosacral estimula la producción de líquido cefalorraquídeo, pues el manguito duramadre (fascia) que rodea la médula espinal queda bien derecho y estirado, en la posición ideal para una buena producción de ese líquido.
- La fascia (ligamentos, tendones, envolturas de los músculos) conforma lo que podría denominarse un segundo esqueleto. En esta postura en la que se «borran» los músculos y se crea una ligera tensión, la fascia se ve reforzada y favorece la circulación de los líquidos.
- El ejercicio practicado tras viajar en avión y todos los días o dos veces al día facilita el ajuste del reloj biológico y elimina los efectos del desfase horario: fatiga y desfallecimientos, desajuste de los ritmos de sueño y de las comidas.
- A través del reforzamiento de la energía esencial, el *Dan Tian* gana solidez y el centro de gravedad adquiere densidad. Este estado físico, comparable al de la práctica de las artes marciales, contribuye a equilibrar la personalidad y a padecer cada vez menos variaciones emocionales, aumentando la capacidad de controlarlas de manera natural, sin presiones. También, a la larga, los practicantes de *Qi Gong* acaban siendo «muy zen», como se dice ahora.

1. Réquéna, Yves. «The Influence of Qi Gong on the Immune System in Alternative Treatments for HIV Infection». *Science Press*, Nueva York, 1994.

consejos

- Pruebe manteniendo tres meses de práctica regular, todos los días, sin falta, de la postura *Zhang Zuong Gong* y constate los resultados.

- Es aconsejable practicarla por la mañana, después del automasaje. Si el cuerpo no está suficientemente caliente, practique el árbol tras «Los ocho brocados de seda».

- La duración adecuada son 10 minutos. Puede alargarse hasta 20 minutos e incluso hasta media hora. Hay que señalar que existe un tiempo crítico de ajuste de la postura y de los esfuerzos musculares, que varía entre 10 y 15 minutos según cada persona y más allá del cual todo el mundo está capacitado para mantener la postura sin esfuerzo aparentemente, como si nos sostuviese la energía.

- La fatiga dolorosa de los hombros es normal. Uno se acostumbra y acaba convirtiéndose en algo «agradable», para acabar desapareciendo. Sentir dolores en la espalda, que persisten tras finalizar la práctica, indica que se ha realizado mal la postura, que no se ha comprendido. Sería conveniente que la verificase un profesional.

las 3 contraindicaciones

- No debe practicarse si se tiene fiebre.

- Hipotensión ortostática: al principio, cuando se siente uno vacío, con la impresión de que va a desvanecerse, hay que moderar la práctica. Es probable que el cuerpo se adapte al ejercicio con el tiempo. Si el cansancio persiste sistemáticamente tras varias semanas de práctica regular del árbol, algo que sería excepcional, evitar hacer este ejercicio y optar por las caminatas.

- La tercera contraindicación: las rodillas. Al principio podría aparecer un dolor en las rodillas durante la práctica. Por lo general, eso significa un error de postura que debería corregirse. Si esos dolores persisten fuera de la práctica, es que existe una patología significativa de esa articulación o de los meniscos, y que es necesario que lo vea un médico. Hay que dejar entonces de practicar «Abrazar el árbol». En su lugar, las caminatas podrían tener un efecto beneficioso de reeducación.

Los ocho brocados de seda

➠ POSTURA DE INICIO

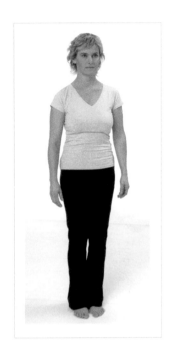

- De pie, con los pies juntos, serenar la respiración y relajar la mente. La pelvis está suelta, ligeramente arqueada. Mentalmente se piensa en el *Jing Qi*, la esencia, que se reúne en el *Dan Tian* inferior y que el *Shen*, el espíritu, se reúne en el centro de la frente, en el «ojo del Cielo».

- A continuación, abrir el pie izquierdo para obtener una separación similar a la existente entre los hombros.

1 ALISAR LA CORTINA DE SEDA

Levantar los brazos

- Al inspirar, levantar los brazos lentamente, por delante, paralelos, por encima de la cabeza: los puños están relajados, las manos colgando hasta la altura del pecho.

- A partir de ahí, las manos se enderezan, los dedos se ponen de punta ligeramente y, al mismo tiempo, nos ponemos de puntillas para alcanzar la máxima altura. La cabeza permanece derecha y la mirada horizontal.

Bajar los brazos

- Al espirar se empieza a bajar los brazos, siempre por delante, con las manos bajando verticalmente, como si resbalasen por una superficie lisa; eso se denomina «alisar la cortina de seda».

- Cuando los brazos están en línea horizontal, a la altura del pecho, volver a apoyarse sobre los talones y bajar las manos hasta los muslos, flexionando ligeramente las rodillas.

- Se repite el levantar y bajar de 5 a 10 veces.

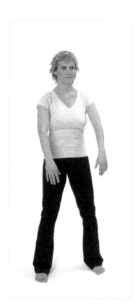
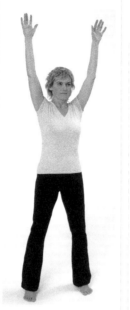
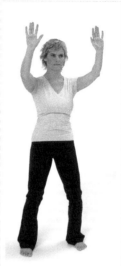
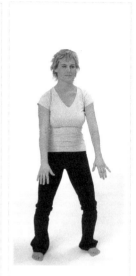

comentarios

- «Alisar la cortina de seda» regula los tres calentadores, moviliza y armoniza las energías de los cinco órganos principales: el riñón, el hígado, el bazo, el corazón y el pulmón. También armoniza los plexos cardíaco, solar e hipogástrico.

- Actúa sobre el *Jing*, la energía nutritiva y la energía *Zong*.

- Reparte armoniosamente la energía por todo el cuerpo, de abajo arriba y de arriba abajo.

- Este ejercicio entrena a la persona para que se levante lentamente de puntillas y para que mantenga el equilibrio. Endereza la columna vertebral, impide la cifosis y las rigideces de las dorsales, flexibiliza los hombros, que tienden a endurecerse con la edad.

consejos

- Repetir este movimiento 5, 7 o 10 veces, hasta sentir fluidez en todo el cuerpo. Practicar sin crispación, sino como si se nadase en la ingravidez.

2 SEPARAR EL CIELO Y LA TIERRA

■ Al finalizar el último descenso de los brazos, al espirar, se levantan las manos a la altura de la cintura.

■ Al inspirar, la palma de la mano izquierda girará alrededor de la cintura rozándola, hacia atrás, descendiendo a lo largo del sacro, girando como para acariciar el sacro con el dorso de la mano; el puño suelto y la mano horizontal mirando al suelo.

■ Al mismo tiempo, la palma derecha sube rozando el plexo y el pecho. Luego se girará mientras se alarga el brazo, con el puño suelto y la mano horizontal por encima de la cabeza.

■ Al espirar, se inicia el movimiento en sentido contrario: bajar el brazo derecho, la palma gira para rozar el rostro, el cuello y el pecho hasta la cintura. La mano izquierda sube hasta la cintura, gira y, rozando la cintura, va hasta el ombligo.

■ Las manos giran a la altura del ombligo y continúan el movimiento cambiando de lado, con la mano izquierda subiendo mientras la derecha baja.

■ De 5 a 10 veces de cada lado.

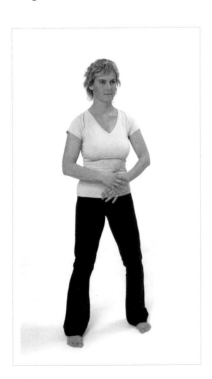 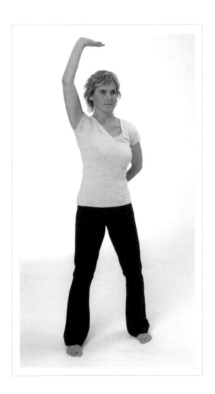

comentarios

- Al inspirar y estirarse, se piensa que se está captando la energía del Cielo y la de la Tierra. Cuando se espira, se conduce la energía al plexo solar para nutrir y fortalecer el bazo y el estómago.

- Este ejercicio flexibiliza las articulaciones de los hombros y las refuerza.

consejos

- Practicar con fluidez, pero adoptando una buena postura de las palmas de las manos, paralelas al suelo cuando están a la altura del sacro. La mano levantada debe estar con la palma hacia el cielo, paralela a la coronilla; apretar los codos completamente hasta que estén bloqueados, sin levantar el hombro.

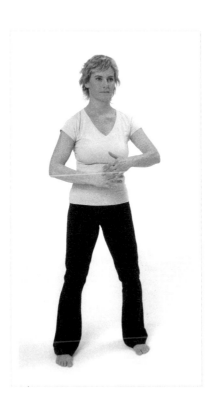
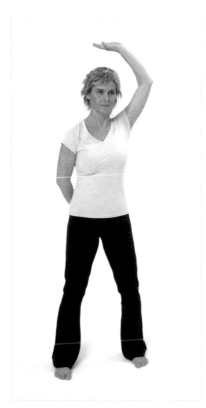

3 EMPUJAR A DERECHA Y A IZQUIERDA

- En el momento en que las manos se encuentran por delante del ombligo, los pies se separan ligeramente y las rodillas se flexionan un poco para adoptar la postura del jinete.

- El brazo izquierdo se dobla más, la mano se eleva a la altura del plexo solar, mientras que el brazo derecho va hacia la izquierda y se tensa a 45° con respecto al eje del cuerpo; la mirada sigue el movimiento de la mano; la mano está levantada.

- A continuación, el brazo derecho se repliega de manera natural y el izquierdo se extiende hacia la derecha, seguido por la mirada.

- Cuando se retrae el brazo, se inspira; a medio camino, cuando empezamos a concentrarnos en el otro brazo que se extiende seguido de la mirada, se espira.

- De 5 a 10 veces de cada lado.

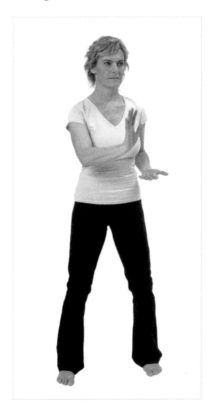 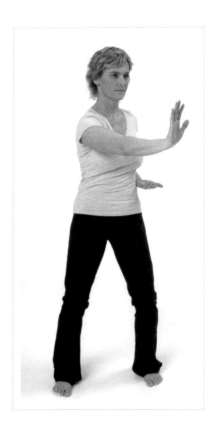

consejos

- Practicar con las rodillas flexionadas, como en posición de combate.

- Se trata de una torsión que en realidad no lo es. Lo que cuenta es mantener los hombros en su sitio y verticalmente alineados, abrir 45° de un lado y del otro, abrir los meridianos curiosos: en este caso *Yang Wei* y *Yin Wei*.

- Al fortalecer bazo-páncreas-estómago, se facilita la función digestiva en caso de dispepsia, flatulencia y aerofagia. Mejora la asimilación de *Yong Qi*, la energía de los alimentos. El ejercicio estará indicado tanto en caso de hiperinsulinismo y gordura como para la pérdida de apetito, anorexia y carencias alimenticias.

comentarios

- Si se practica cara al este, el brazo derecho empuja a 45° hacia la izquierda, en dirección nordeste, y el brazo izquierdo en dirección sudeste.

- Empujar y espirar, tirar e inspirar, activa los meridianos delanteros a izquierda y a derecha.

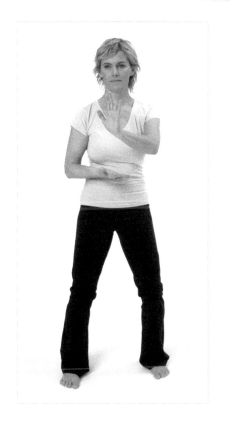
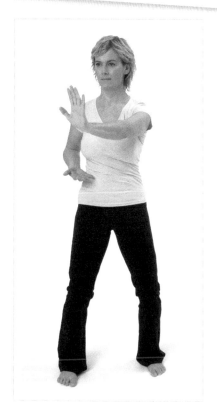

4 GIRARSE Y EMPUJAR A IZQUIERDA Y A DERECHA

Torsión hacia el ángulo trasero opuesto:

- Se encadena con una torsión mayor del tronco: el brazo derecho, en lugar de iniciar un movimiento en una dirección de 45° con respecto al eje del cuerpo, lo iniciará de 135°.

- La cabeza girará todavía más, hasta que el mentón quede situado sobre el hombro izquierdo; los ojos, en lugar de seguir a la mano, mirarán hacia el ángulo opuesto del brazo extendido con respecto al eje del cuerpo.

- Se regresa lentamente, replegando el brazo derecho, y se cambia de lado.

- Misma respiración que en el movimiento precedente.

- De 5 a 10 veces.

comentarios

- El brazo derecho empuja a 45° y regresa en una diagonal de 135° hacia la derecha. Y los ojos, a 90° de la dirección del brazo derecho, miran a la izquierda.

- Si se practica mirando al este, el brazo derecho y los ojos se dirigirán hacia el noroeste.

- Lo mismo para el otro lado.

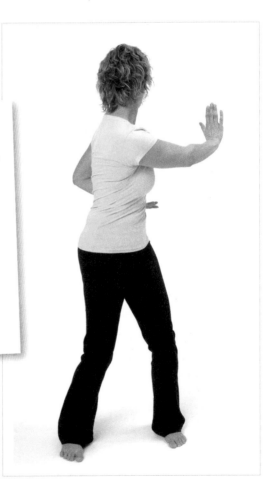

consejos

- Aumentar la intensidad de la torsión poco a poco, al principio ir a marcha lenta; comprobar que la pelvis resiste y hace contratorsión para evitar que los tobillos se tuerzan y que las rodillas, que estarán ambas flexionadas, se metan hacia dentro.

- Este movimiento crea una torsión de la columna vertebral y flexibiliza las articulaciones intervertebrales y sacroilíacas. Refuerza el simpático paravertebral.

- La torsión de la cintura abre el meridiano de la cintura, *Dai Mai*.

- Hace que el *Jing Qi* penetre en la médula espinal y el cerebro para reforzar el sistema nervioso.

- Abre los meridianos curiosos *Du Mai, Yang Qiao Mai, Yin Qiao Mai* y *Chong Mai*.

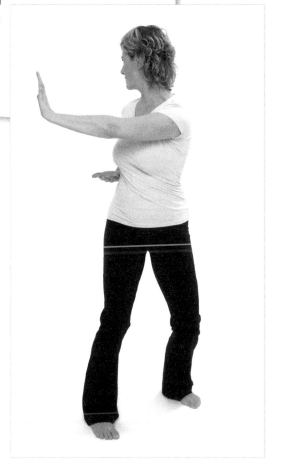

5 MEZCLAR EL CIELO Y LA TIERRA

- Al final de una torsión, volver a ponerse de frente dejando caer los brazos a lo largo del cuerpo y juntando lentamente los pies.

- Al inspirar, levantar los brazos por encima de la cabeza por los costados.

- Al espirar, colocar la mano derecha sobre la izquierda y bajar los brazos, con las palmas mirando al suelo, como si se clavase un bambú en la tierra. Si es posible, se baja hasta el suelo, sin flexionar las rodillas o flexionándolas apenas. Es el movimiento «clavar la estaca en la tierra».

- Al inspirar, volver a levantar las manos hasta el pecho, la izquierda sobre la derecha y las palmas erguidas.

- Al espirar, manteniendo las manos en la misma posición, girar las palmas hacia el cielo y levantar los brazos por encima de la tierra. Se trata del movimiento «levantar la tierra».

- Al inspirar, bajar las manos a la altura del pecho mientras se giran las palmas hacia el suelo.

- Al espirar, volver a descender hasta el suelo.

- Subir y bajar de 5 a 10 veces.

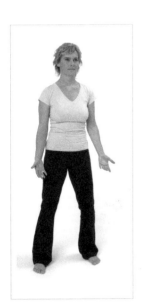 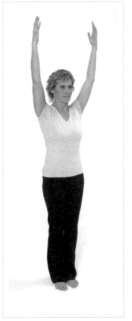 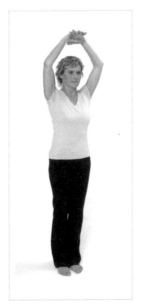 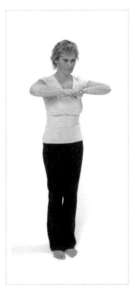

comentarios

- La inspiración desemboca siempre en el pecho, partiendo del Cielo o de la Tierra para captar las energías. *Zong Qi* y la energía del pulmón se ven así reforzadas.

- Este movimiento, claro está, estira la columna vertebral y la suaviza en el sentido de la flexión.

- De paso, es una manera de dar fluidez a la circulación de los meridianos curiosos *Du Mai* y *Ren Mai*, y de nutrir la médula espinal y el cerebro.

consejos

- Proceder lentamente con una respiración sutil y silenciosa.

- Conectarse con la Tierra y el Cielo, pero también interiorizarse en la columna vertebral, la médula espinal y el cerebro.

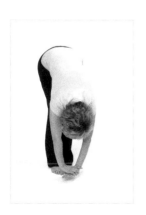
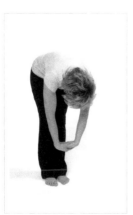
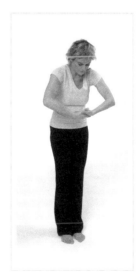
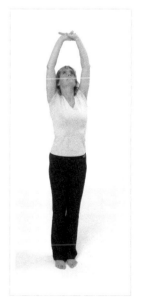

6 EL PERRO MUEVE LA COLA

- Finalizar el movimiento precedente con los brazos por encima de la cabeza.

- Encadenar el bajar los brazos por delante, cruzándolos, mientras se espira y separar bastante los pies (un poco más que la distancia existente entre los hombros).

- Doblar las piernas, con los muslos casi en horizontal, sacar las nalgas sin arquear las lumbares, y situar la mano izquierda sobre la rodilla derecha y la mano derecha sobre la rodilla izquierda.

- Sin desplazar el peso del cuerpo, que está bien repartido en ambas piernas, desplazar la pelvis hacia la izquierda inclinando la cabeza sobre el hombro izquierdo.

- A continuación, desplazar la pelvis a la derecha inclinando la cabeza sobre el hombro derecho.

- Se inspira al desplazar la pelvis a un lado, se espira al regresar al centro.

- Hay que sentir puntos de tensión: las cervicales y sobre todo el sacro, que tira y actúa sobre la articulación sacroilíaca.

- De 5 a 10 veces de cada lado.

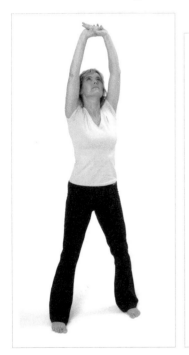
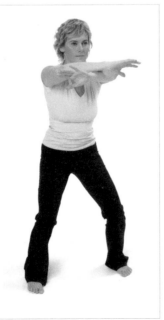
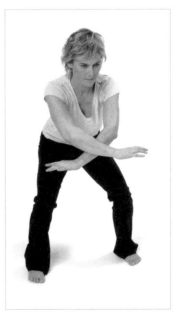

comentarios

- Es uno de los movimientos más eficaces que existen para la flexión lateral de las vértebras, gracias a la mano opuesta al lado que se dobla y que tira de la rodilla, que opone toda su resistencia.

- Al mismo tiempo tiene lugar una gran apertura de las sacroilíacas.

- Abrir las sacroilíacas favorece la producción y la circulación de la energía esencial, *Jing Qi*.

consejos

- Mantener el tronco entero y el rostro mirando la tierra. No girar la cabeza, sino inclinarla para intentar tocar el hombro con la oreja.

- Si alguien no pudiera realizar el movimiento, hacerlo de pie con una inclinación del tronco sobre los costados y con los brazos separados.

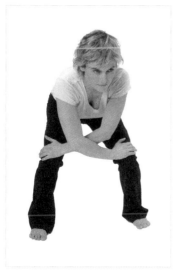 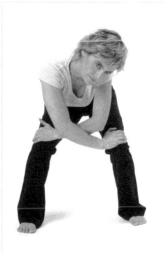 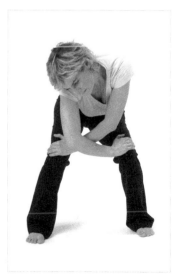

7 TENSAR EL ARCO

- Al inspirar, encadenar enderezándose y levantando los brazos por los costados hasta encima de la cabeza, y juntar los pies a la distancia de los hombros.

- Luego, al espirar, bajar los brazos separando la pierna derecha y mirando hacia la izquierda. Al mismo tiempo, doblar la pierna derecha para depositar el peso del cuerpo sobre ella. Con los brazos se simula tensar un arco: el antebrazo derecho está vertical y sostiene el arco; el antebrazo izquierdo está horizontal, con el codo levantado, y sostiene la cuerda.

- Al inspirar, desplazar el peso del cuerpo a la pierna izquierda a la vez que se desplaza el brazo izquierdo adoptando una postura horizontal hasta que se estire a la izquierda.

- Al espirar, bajar el brazo derecho en un arco circular para llevarlo doblado a la altura de la mano izquierda, tensando el arco del otro lado.

- De 5 a 10 veces de cada lado.

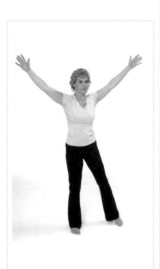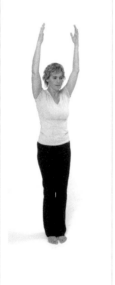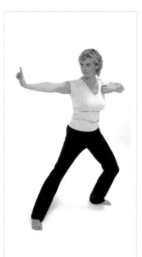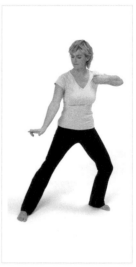

comentarios

- Este ejercicio hace que circule el *Qi* por los costados para ayudar al hígado y los pulmones.

- La flexión alternativa de las rodillas refuerza los riñones.

- El trabajo de los hombros refuerza el *Zong Qi* y el *Qi* de los pulmones.

- Cuanto más se aumenten las repeticiones, más se refuerzan los pulmones y riñones.

consejos

- Respetar la fluidez, la mirada y el brazo que sostiene el arco, muy horizontal.

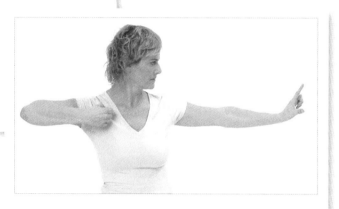

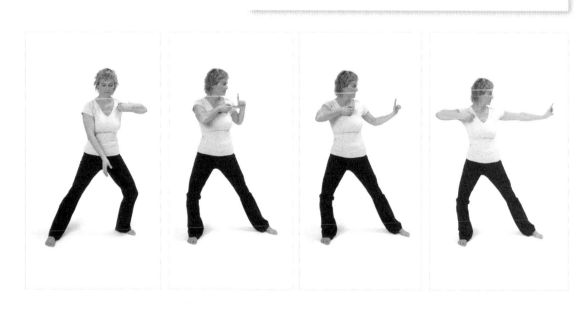

8 REBOTAR SOBRE LOS TALONES

- Encadenar juntando las piernas, manteniendo el tronco en posición normal, con los brazos a los costados.

- Mantenerse erguido, bien derecho, pero sin tirantez.

- Ponerse de puntillas y bajar rápidamente.

- Para terminar, rebotar tres veces sobre los talones.

- Sentir cómo la vibración sacude todo el cuerpo, que se mantiene flexible.

comentarios

- Este último ejercicio reparte la energía por todo el cuerpo, reúne el *Qi* en el *Dan Tian* y los seis grandes meridianos (cada meridiano superior conectado con uno inferior).

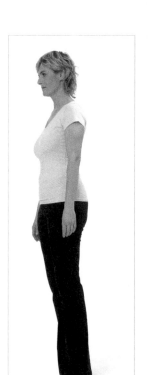

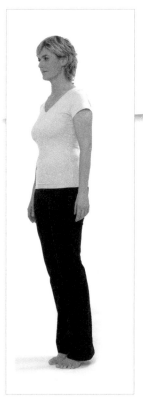

⮞ USO DE «LOS OCHO BROCADOS DE SEDA»

■ Cuatro beneficios importantes: para adquirir flexibilidad, para disipar la fatiga, mantenerse en forma, curar todas las enfermedades y aumentar las defensas.

■ Estos beneficios se obtienen gracias a los efectos «externos» de trabajar en las articulaciones y a los efectos «internos» en los *Qi* hereditarios, el *Qi* de los cinco órganos, los ocho meridianos curiosos, los seis meridianos grandes y el triple calentador.

consejos

▪ Practicar de manera firme pero fluida, sin entrecortar los movimientos una vez conocidos, encadenarlos entre sí sin realizar paradas para no perder el beneficio de la activación de las energías.

▪ Practicar sobre todo estando conectado con el propio cuerpo, como si nos sumergiésemos en el cuerpo, para notar todas las sensaciones. Pero practicar con los ojos abiertos.

Duración de la práctica

▪ Duración mínima de doce movimientos simples.

▪ Duración media de doce movimientos simétricos, seis a la derecha y seis a la izquierda.

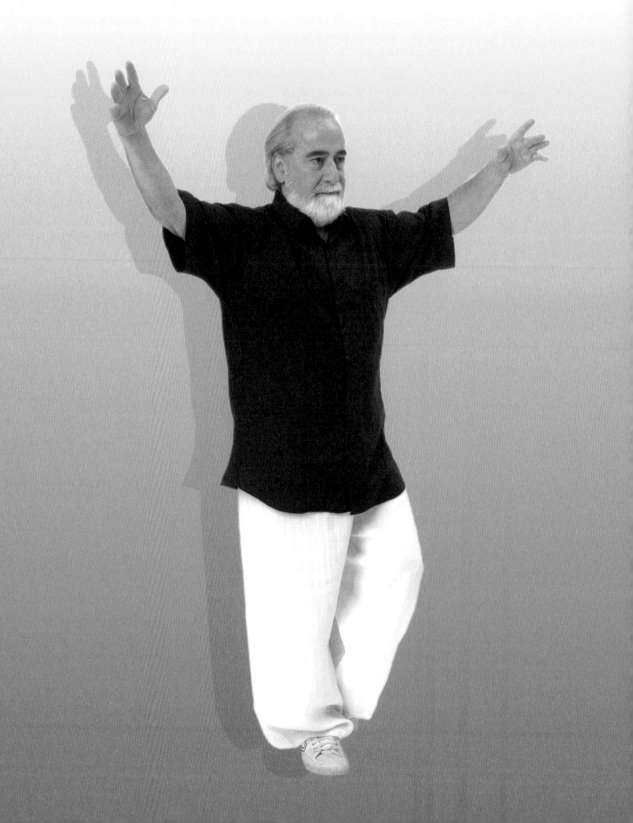

programa
de longevidad

EJERCICIOS PARA CAPTAR LA TIERRA Y EL CIELO

LOS EJERCICIOS QUE PRESENTAMOS AQUÍ proceden del estilo antiguo *Wu Dang Dao Yin Qi Gong*, un *Qi Gong* enseñado a monjes y monjas taoístas en los templos del monte Wu Dang.

Wu Dang, les mouvements du bonheur[1] es una obra consagrada por completo a una de las series de *Wu Dang Qi Gong*, con otros ejercicios, diferentes a los que aquí se presentan. Ese libro constituye, a causa de la delicadeza de los movimientos, un programa de longevidad en sí mismo. Conviene a todas las edades, y sobre todo a las personas de una edad fisiológica muy reducida.[2] Los ejercicios presentados aquí han sido seleccionados por su capacidad de captar las energías de la naturaleza.

▸▸ CONSEJOS PARA LA PRÁCTICA DE LOS EJERCICIOS

- Durante toda la duración del movimiento, la punta de la lengua debe estar en contacto con el paladar.

- Practicar lentamente y con fluidez, como nadando a cámara lenta; en un estado de ingravidez.

- Respirar de manera sutil por la nariz, tanto al inspirar como al espirar, a fin de crear un efecto «ventosa» y favorecer la captación de las energías exteriores por parte de toda la superficie de la piel.

- Retraer ligeramente el perineo al espirar para impedir que salga el *Qi* absorbido. Hay que tener en cuenta que solo se permite salir el aire usado, y que se guarda el *Qi* puro en el interior.

- Practicar con lentitud, con placer, con una sonrisa en el rostro y la impresión de estarse bañando en el puro néctar de las energías de la naturaleza.

---

1. *Les mouvements du bonheur: Wu Dang Qi Gong*, de Yves Réquéna (Guy Trédaniel Éditeur).
2. Representa una alternativa o un complemento a esta obra. Se enseña en el ciclo de seminarios del diploma de «*Qi Gong* anti-âge» de nuestro instituto.

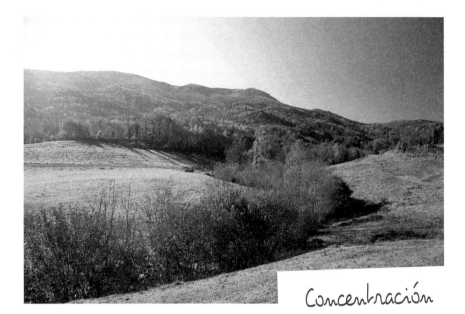

Concentración

- Al inspirar se captan las energías de la Tierra y del Cielo; cuando se espira, se las hace penetrar en el interior a través de los ojos y descender por el cuerpo.

- Opera el principio chamánico: si se conecta el espíritu a la misma longitud de onda que la esencia de la naturaleza, se facilita el «enganche» y la ósmosis con esa esencia.

- Empezar cada uno de los cuatro ejercicios con la siguiente apertura:
  – Entrar en un estado mental sereno.
  – Conectar la punta de la lengua con el paladar.
  – Separar el pie izquierdo formando una separación como la existente entre los hombros (salvo en el ejercicio «La tortuga engulle la energía *Yang*»).

La flor de oro llena los campos

- Apertura.

- Inspirar y levantar los brazos por delante, con las palmas hacia el cielo, un poco por encima de la cintura, y luego recorrer el meridiano de la cintura, *Dai Mai*, hasta los costados, pensando que se está abriendo dicho meridiano.

- Espirar y abrir los brazos recogiendo la energía de la naturaleza y luego llevarlos en forma de círculo a la altura del pecho, el *Dan Tian* medio, con las palmas siempre hacia el exterior, y la de la mano izquierda (*Lao Gong* izquierdo) puesta sobre el *Lao Gong* externo derecho (la mano derecha es la más externa), y los *Lao Gong* alineados con *Shan Zhong*, en el centro del pecho (17VC).

- Inspirar y subir los brazos por encima de la cabeza (pero no en vertical), con la mirada siguiendo las manos, se asciende por las piernas, mientras las manos obtienen la energía del cielo.

- Espirar y abrir los brazos a los costados a la vez que se flexionan las piernas. Las palmas de las manos boca abajo recogen la energía de la Tierra. Describir un círculo y llevar las manos a la altura del *Dan Tian* medio, con las muñecas cruzadas, la izquierda sobre la derecha, las palmas mirando al cuerpo.

- Inspirar y, subiendo las piernas, girar las palmas hacia afuera y abrir un poco los brazos.

- Espirar y, doblando las piernas de nuevo, bajar las manos.

- Volver a empezar el ejercicio.

- Cierre.

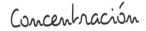

Concentración

- Con cada inspiración captar la esencia de la naturaleza, del Cielo y de la Tierra con los *Lao Gong* (en las palmas de las manos) y toda la superficie de la piel.

- Al espirar, pensar que guardamos esa esencia en nosotros.

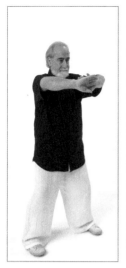
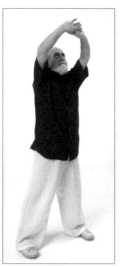
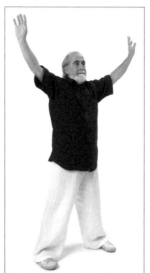
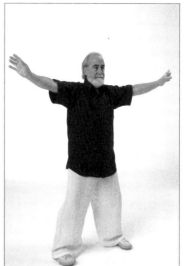

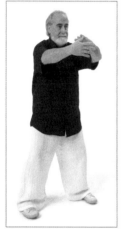
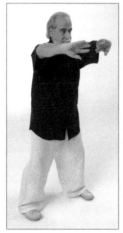
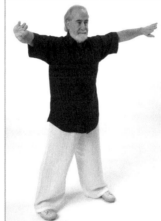

La flor
de oro llena
los campos

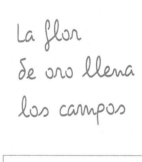

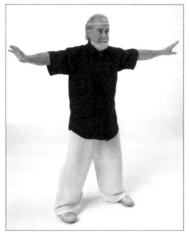
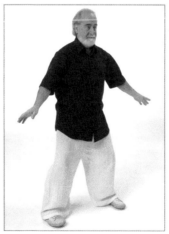
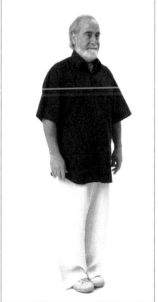

Empujar la luna y traerla frente al pecho

- Apertura.

- Inspirar y subir los brazos a los costados, pero en oblicuo, hasta la altura de los hombros, concentrándose sucesivamente en las puntas del meñique, el anular, el dedo corazón, el índice, y luego en los *Lao Gong*.

- Espirar y bajar las manos lentamente formando una gran pelota, con la mano derecha delante del bajo vientre, a la altura del *Dan Tian* inferior, con la palma hacia el cielo, y la mano izquierda delante del pecho (*Dan Tian* medio), con la palma vuelta hacia abajo, y los *Lao Gong* alineados, como si se sostuviese una pelota.

- Inspirar y llevar la palma izquierda hacia delante y echar el brazo hacia delante (la palma recoge la energía de la naturaleza) mientras que la mano derecha asciende lentamente a lo largo del meridiano *Ren Mai*, con la palma hacia el cuerpo y haciendo que la energía llegue hasta el *Dan Tian* medio.

Concentración

- Al inspirar, armonizarse con la esencia de la luna y por extensión con toda la esencia *Yin* de la naturaleza. Aunque la luna se encuentre ausente, y aunque se practique de día, hay que imaginársela y sentirla mentalmente.

- Al espirar, elevar esta esencia desde el *Dan Tian* inferior al *Dan Tian* medio.

- Espirar y bajar la mano izquierda hasta el *Dan Tian* inferior haciendo llegar la energía al *Dan Tian*, y después se vuelve hacia el Cielo mientras que la palma derecha se vuelve hacia el suelo.

- Mismo movimiento comenzando con la mano derecha. Así se procede como si se hiciese girar la rueda de un molino entre las manos, que mantienen siempre la misma distancia entre sí.

- Se termina tras algunas series más, cuando la mano izquierda está encima, y se cierra.

- Es importante conservar los hombros bien relajados y los codos mirando hacia abajo.

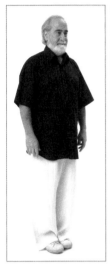
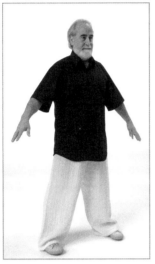
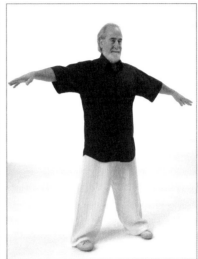
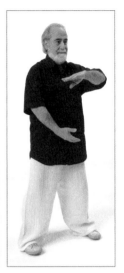

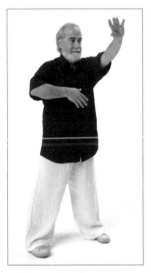
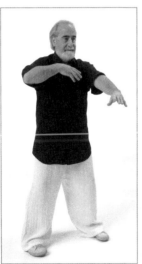
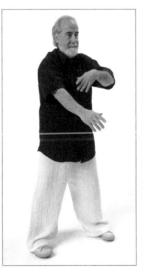
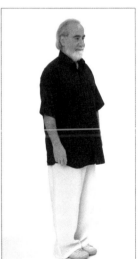

La tortuga engulle la energía *Yang*

- Pies juntos.

- Inspirar y abrir los brazos en oblicuo a los costados hasta la altura de los hombros. La concentración es a la vez en el dedo pequeño, el anular, el dedo corazón y el índice.

- Espirar y adelantar la pierna derecha a 45° descansando el 60% del peso del cuerpo sobre ella y, al mismo tiempo, bajar un poco el brazo derecho y un poco más el izquierdo, con la mano derecha a la altura del rostro y la palma izquierda frente al codo derecho. Las caderas pueden seguir la dirección de la pierna o permanecer de frente.

- Inspirar y, al abrir los brazos a los costados (abriendo el pecho), acercar el pie derecho al izquierdo.

- Espirar y adelantar la pierna izquierda a 45° descansando el 60% del peso del cuerpo sobre ella, en esta ocasión colocando la mano izquierda a la altura del rostro y la palma derecha a la altura del codo.

- Continuar varias veces. El último movimiento se realiza a la izquierda, y luego se cierra.

Concentración

- Al espirar, cuando se adelanta el pie y se colocan los brazos en círculo, pensar que se toma el sol en los brazos.

- Al inspirar, cuando se abren mucho los brazos, pensar que la esencia *Yang* del sol, y por extensión de la naturaleza, penetra en el pecho.

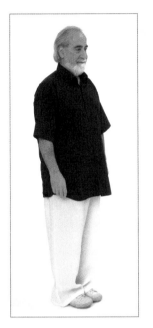
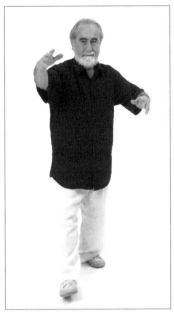
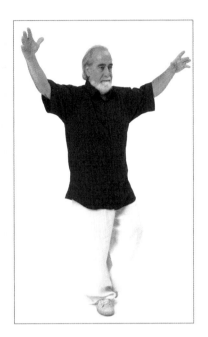

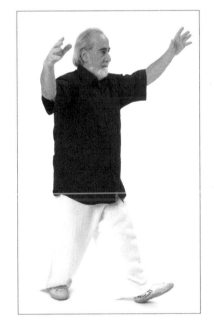
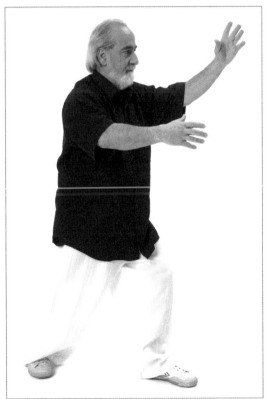

LAS CAMINATAS DEL *QI GONG*

Las dos cimas del monte Wu Dang

ESTE EJERCICIO TAMBIÉN FORMA PARTE de «Captar la Tierra y el Cielo» y pertenece a la misma serie de *Wu Dang Qi Gong*.

Se trata de una caminata. Puede practicarse en el interior, pero resulta más agradable al aire libre. Mira primero la secuencia de fotos de la página 135.

- Es una caminata, así que no se separan los pies al inicio.

- Inspirar y levantar las manos por delante del cuerpo (sin tocarlo), más o menos a poca distancia del meridiano *Ren Mai* y los costados; las palmas están vueltas hacia el cuerpo.

- Inspirar y, a la altura del *Dan Tian* medio, la palma derecha se vuelve hacia el cielo y la izquierda hacia el suelo, desplazando ambas hacia la izquierda. Al mismo tiempo, se avanza la pierna derecha en oblicuo a la derecha.

- Inspirar y describir un arco circular con los brazos para llegar encima de la pierna derecha, con las manos a la altura de la cintura, pero los arcos no mantienen la misma dimensión, pues la mano derecha está avanzada mientras que la izquierda está a la altura del codo derecho, con el pulgar izquierdo abierto y señalando hacia el codo derecho. Al mismo tiempo, el peso del cuerpo reposa en un 70% en la pierna derecha.

- Inspirar y girar el cuerpo hacia la izquierda, con las manos siguiendo el movimiento a la vez que se desplaza el peso del cuerpo hacia atrás.

- Inspirar y describir un pequeño arco circular con las manos para llevarlas delante del cuerpo y un poco más hacia la derecha, a la vez que se acerca el pie izquierdo al derecho.

- Espirar y volver la palma izquierda hacia el Cielo y la derecha hacia la Tierra, y estirar los brazos a la izquierda a la vez que se adelanta la pierna izquierda y se desplaza el peso corporal sobre la misma.

- Inspirar y girar el cuerpo hacia la derecha, con las manos siguiendo el movimiento y desplazando el peso del cuerpo hacia atrás.

- Inspirar y hacer un arco circular con las manos para llevarlas delante del cuerpo y luego un poco hacia la izquierda acercando el pie derecho al izquierdo.

- Inspirar y volver la palma derecha hacia el Cielo y la izquierda hacia la Tierra, y estirar los brazos a la derecha a la vez que se adelanta la pierna derecha y se traslada el peso del cuerpo sobre la misma.

- Dar varios pasos.

- Para cerrar, esperar a que la pierna izquierda esté delante y acercarla a la derecha.

⤻ COMENTARIOS

- Este ejercicio se parece mucho a las caminatas del *Tai Ji Quan*, en el que se inspira. Recordemos que el *Tai Ji Quan* tiene su origen en el monte Wu Dang, el mismo que el de los tres ejercicios de «Captar la Tierra y el Cielo» estudiados anteriormente.

- Une el efecto benéfico de captar las energías del Cielo y de la Tierra y la coordinación de los movimientos del caminar y el equilibrio.

- A fin de progresar en esta caminata y tras haber comprendido el movimiento de brazos y piernas y la coordinación, hay que esmerarse en:
  - Moverse con las rodillas constante y ligeramente flexionadas, no enderezar las piernas, sobre todo cuando se acerque un pie al otro.
  - No posar totalmente el pie que se acerca al otro, sino mantenerlo en contacto superficial con el suelo.
  - Bajar el centro de gravedad y enfocar la mente en el *Dan Tian*.
  - Adelantar el pie, asegurando todo el peso en el pie trasero.
  - Trasladar armoniosamente y sin sacudidas el peso del cuerpo del pie trasero al pie delantero.
  - Tener cuidado y mantener el eje vertical y no inclinarse ni adelante ni atrás.

- Cuanto más se progrese, más se podrá aminorar la velocidad de esta caminata para dificultar el desplazamiento con respecto a la fluidez.

⟫ BENEFICIOS

- Además de los beneficios energéticos de captar el Cielo y la Tierra, también se mejora la coordinación.

- Los adultos jóvenes, incluso los deportistas, que no han entrenado con ejercicios de coordinación (danza, artes marciales, mimo, acrobacia) muestran cierta torpeza más o menos acentuada para llevar a cabo perfectamente esta caminata. Se podría decir que es posible progresar infinitamente.

- Esta caminata demostrará su utilidad en deportes de coordinación como tenis, golf y, sobre todo, en el esquí.

- Practicada con regularidad a edad temprana, entre los 50-60 años, servirá para prevenir la disminución de la coordinación y el equilibrio, así como de la fuerza muscular de las piernas al aumentar la seguridad en el desplazamiento.

- Practicada por personas con déficit motor y de equilibrio constituirá una verdadera reeducación del caminar.

Concentración

- La palma vuelta hacia el Cielo absorbe la energía del Cielo y la otra absorbe la energía de la Tierra, creándose un equilibrio *Yin-Yang*.

- Durante la torsión, la rodilla de la pierna avanzada sigue el movimiento para suavizarlo, contrariamente al *Tai Ji*, donde permanece de frente.

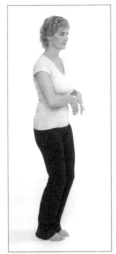
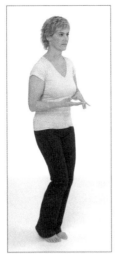
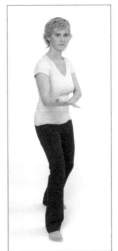
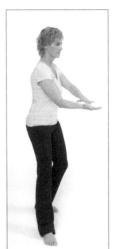

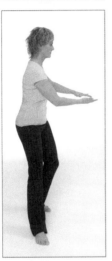
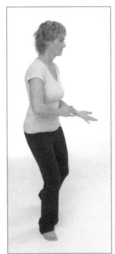
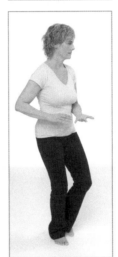
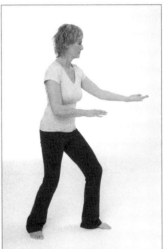

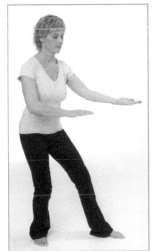
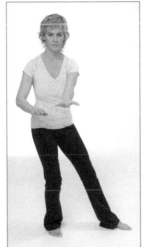
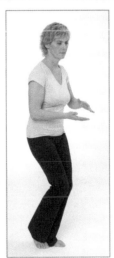
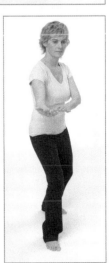

La tortuga engulle la energía *Yang*

ESTE EJERCICIO FORMA PARTE DEL *QI GONG* DEL MONTE WU DANG, ya descrito en *Les mouvements du bonheur*.

■ Al inspirar, levantar los brazos por los costados y empezar a flexionar las rodillas, la izquierda más que la derecha, girando poco a poco a 45° de la punta del pie derecho.

■ Al espirar, adelantar el pie derecho un paso a 45°, posarlo en el suelo y dirigir el tronco, los brazos y la mirada en la misma dirección. Pero mantener el 60% del peso corporal sobre la pierna de atrás.

■ Al inspirar, separar los brazos y llevar el pie de atrás a la altura del de delante sin acabar de posarlo del todo en el suelo mientras se va trasladando progresivamente todo el peso del cuerpo sobre el pie delantero y separando los brazos para abrir el pecho. Continuar.

▸▸ COMENTARIOS

■ Esta caminata representa otra manera de trabajar la coordinación, movilizando la parte superior del cuerpo, el pecho y abriendo los brazos, que hacen las veces de balancín.

■ Cuando se esté familiarizado con este ejercicio, se practicará en forma de caminata lenta:
  – Inspirar, levantar los brazos, retrasar el pie.
  – Espirar, abrazar el sol, adelantar el pie y luego parar durante varias respiraciones, dos, tres, cuatro, cinco y más –a medida que vaya entrenando y aumente la resistencia–, antes de volver a avanzar de nuevo y de permanecer el mismo número de respiraciones sobre la otra pierna.
  – No olvidarse de mantener el 60% del peso corporal sobre el pie de atrás durante todas las respiraciones.

▸▸ BENEFICIOS

■ A los ejercicios que trabajan en la coordinación y el equilibrio hay que añadir las posturas estáticas *Zhang Zuong Gong*, «Abrazar el árbol». El número de respiraciones decidido permite modular la resistencia y reforzar la contracción isotónica de los músculos profundos (que disminuye con la edad), así como aumentar esta resistencia a medida que se progresa, incrementando la motivación. Conviene a las personas mayores con deficiencia muscular y desequilibrio, así como a los deportistas (futbolistas, esquiadores, saltadores de altura y longitud…).

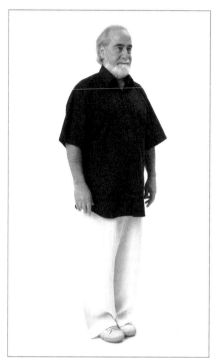

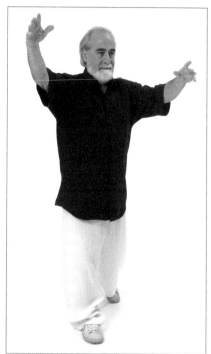

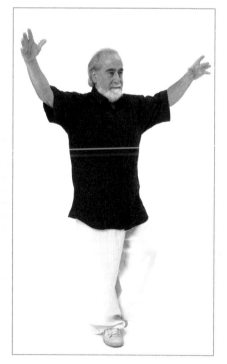

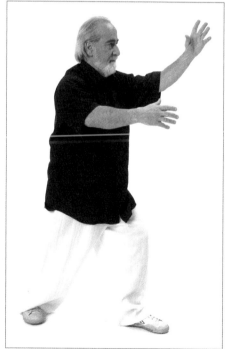

Bo Hui Gong

⇥ **POSTURA DE INICIO**

- De pie, con las piernas estiradas, la cabeza alineada, los brazos a los costados del cuerpo, las muñecas flexionadas, las palmas de las manos mirando a la tierra y los dedos hacia delante, como si se tuviese una pelota bajo cada mano.

⇥ **MOVIMIENTO**

- Adelantar la pierna izquierda, casi tirante, elevándola del suelo, para a continuación levantarse sobre la punta del pie trasero, que empuja al mismo tiempo hacia delante para hacer que el pie delantero vuelva al suelo, bien plano.

- Inspirar y concentrarse en el *Yong Quan* (1R) –la planta del pie– al levantar la pierna y elevarse; espirar cuando nos proyectamos hacia delante y posar el pie estando concentrados en el *Dan Tian*.

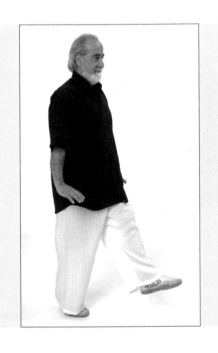 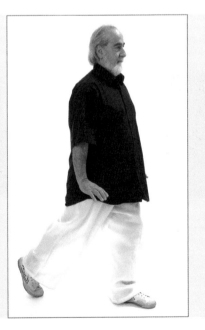 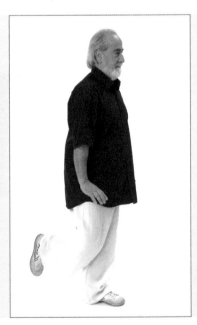

⇥ COMENTARIOS

- Esta caminata parece muy brusca al principio. Hay que descubrir la manera de hacerla más fluida.

- La caminata *Bo Hui Gong* es una enseñanza de la maestra Shu Fang Yan, ofrecida en México en agosto de 2005. Esta maestra, que conocimos en 1989 en Pekín, es discípula del célebre Qing Yao Qing, heredero del *Qi Gong* original de Shao Lin: *Zi Laigong*.

- Gracias al *Zi Laigong*, Shu Fang Yan ha desarrollado considerables poderes de sanación mediante la proyección de su propia energía sobre los pacientes.

⇥ BENEFICIOS

- Una de las mejores caminatas para asegurar el equilibrio y ocuparse de los déficits motores y de coordinación. La rapidez con la que se concentra del *Yong Quan* al *Dan Tian* produce una abertura de circulación del *Qi* considerable en las extremidades inferiores, capaz, a la larga, de despertar nervios motores adormecidos, origen de algunas parálisis.

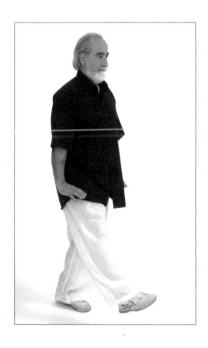 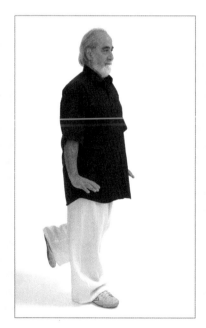

La caminata del riñón

LA CAMINATA DEL RIÑÓN FORMA PARTE DE UN ESTILO DE *QI GONG* llamado «caminatas rápidas de *Qi Gong*», que contiene cuatro caminatas. Esta
serie de caminatas son obra de Guo Lin, que se curó mediante este *Qi Gong*
de un cáncer de útero recidivante tras someterse a quimioterapia y cirugía.

He recibido su enseñanza a través de Zhang Ming Wu, su alumno y
discípulo, en 1989. Tanto uno como otro enseñaron cuatro caminatas para
curarse del cáncer. Pero se trata de un programa intensivo que hay que
practicar ocho horas al día, de ahí los centros especializados y las clínicas
desarrolladas en China para difundir este método. Está la caminata del
riñón, la del corazón, la del bazo y del hígado, y la del pulmón.

He seleccionado la primera, la del riñón, porque se puede llevar a cabo
para todas las formas de cáncer, pues el riñón gobierna el *Jing*, la energía
vital, fuente profunda de inmunidad, según las teorías de la medicina
china. Aquí servirá de caminata de estimulación de la energía vital y de
refuerzo de la inmunidad natural, al mismo tiempo que reeduca la coordinación y el equilibrio.

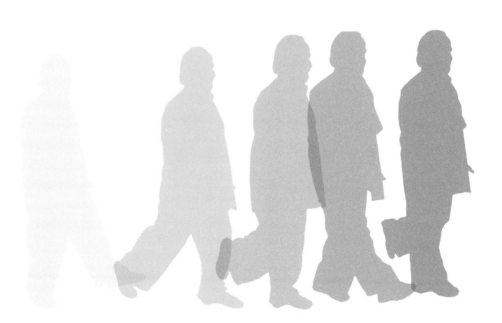

Conocí a Zhang Ming Wu en agosto de 1989, cuando viajé a China para estudiar *Qi Gong*, dos meses después de los sucesos de Tian An Men.

Zhang Ming Wu vino a buscarme a las cinco de la madrugada a la mañana siguiente de mi llegada para ir a Mei Yun, su clínica de *Qi Gong*, a 80 kilómetros de Pekín. El chófer que conducía el vehículo del establecimiento me contó que se había recuperado de un cáncer de estómago muy grave del que se había negado a operarse. Y ahí estaba, vivo, al cabo de seis años..., y sano. Tras un entrenamiento intensivo de ocho horas al día durante varios meses consecutivos, el tumor desapareció y su estado general se restableció, al igual que el apetito.

Pero me confesó que para no arriesgarse a que el cáncer reapareciese, continuaba entrenándose regularmente una media hora al día.

En Mei Yun vi todo tipo de enfermos, entre ellos a un paciente milagrosamente salvado de un cáncer de pulmón que a su llegada no podía ni andar por sí mismo y que requirió ayuda para sostenerse de pie durante las primeras semanas.

Zhang Ming Wu me mostró la sala de archivos y los historiales. Pero cuando le pregunté si tenía estudios científicos y si disponía de estadísticas a largo plazo, su respuesta fue evasiva. Carecía de medios económicos y de competencias para realizar ese tipo de estudios. En realidad, Zhang Ming Wu era un electricista jubilado, que había ido a ver a Guo Lin a raíz de un accidente vascular cerebral hemipléjico con secuelas muy graves.[1]

Las caminatas rápidas de *Qi Gong*, que en China también se llaman «caminatas del cáncer», le habían salvado, de ahí su nueva vocación de difundirlas para ayudar a los enfermos. Más tarde, este método fue objeto de estudios científicos, y dos de ellos demostraron su efecto regulador sobre la inmunidad, en especial sobre la tasa de cortisol en la sangre, y el aumento del número de glóbulos blancos, en particular de los denominados *natural killers*.

---

1. El reportaje de esta visita está publicado en DVD en mi libro *Qi Gong, gymnastique chinoise de santé et de longévité* (Guy Trédaniel Éditeur, 2009).

⇥ RESPIRACIÓN

■ Respiración básica.

⇥ APERTURA

■ De pie, con los pies paralelos a una distancia como la existente entre los hombros, las rodillas ligeramente flexionadas, la lengua en contacto con el paladar, el cuerpo relajado, colocar las manos sobre el *Dan Tian*: la derecha primero en las mujeres, la izquierda primero en los hombres. Sonreír.

■ Concentrarse en el *Dan Tian* y realizar lentamente tres respiraciones: espirar por la boca, apartando la lengua del paladar. Inspirar por la parte superior de la nariz volviendo a situar la lengua en el paladar. Las rodillas se flexionan un poco más con la espiración y al inspirar recuperan su postura inicial.

■ Situar las manos por delante del *Dan Tian*: al espirar, acercarlas, con las palmas frente a frente. Tres veces. Esta respiración se realiza únicamente por la nariz.

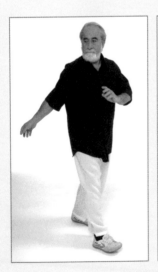 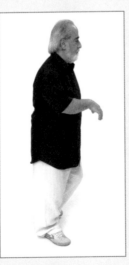 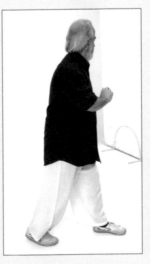 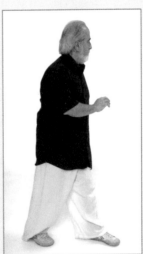

▸▸ CAMINATA DE *QI GONG* PARA LOS RIÑONES

- Ritmo respiratorio, caminata *Xi Xi Hu*:
  > *Xi*: inspirar.
  > *Hu*: espirar.

- Durante la caminata, la lengua no entra en contacto con el paladar. Mantener la sonrisa. La caminata debe ser natural, sin brusquedades y con las muñecas sueltas.

- Empezar con el pie izquierdo (quienes sufran cáncer empiezan con el derecho), al mismo tiempo que se inspira. Posar primero el talón. Al mismo tiempo, la mano derecha viene hacia delante, a la altura del pecho (*Shan Zhong*, 17VC). Volver la cabeza a la izquierda. Inspirar dos veces.

- Adelantar el pie derecho y al mismo tiempo bajar la mano derecha haciéndola pasar delante del *Dan Tian* y continuar un poco hacia atrás, a la altura del 30VB: *Huan Tiao* (detrás del trocante mayor), y levantar la izquierda por delante de *Shan Zhong*. Volver la cabeza hacia la derecha. Espirar una sola vez.

- Caminar durante 20 minutos.

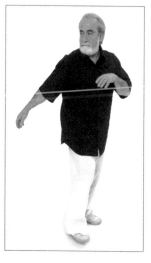 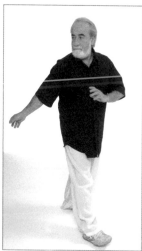 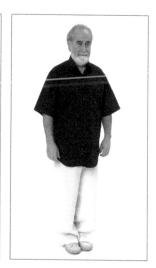

‣ COMENTARIOS

■ El apoyo sobre los talones, la concentración libre en la circulación del *Qi*, el movimiento de los brazos para facilitar la apertura de los meridianos principales y curiosos, así como el ascenso y descenso del *Qi* de los pies a la cabeza y de la cabeza a los pies, se asocian con una respiración acelerada que provoca hiperventilación, de ahí el nombre de caminata rápida: no es tanto por el ritmo como por la respiración.

‣ BENEFICIOS

■ La caminata y la hiperventilación crean una sensación sobre todo percibida como de hormigueos hasta la coronilla, y de una ligera sensación de vértigos que «vacía la mente», acentuada por el movimiento de la cabeza sin detenerse, a derecha e izquierda, lo que favorece la circulación cerebral.

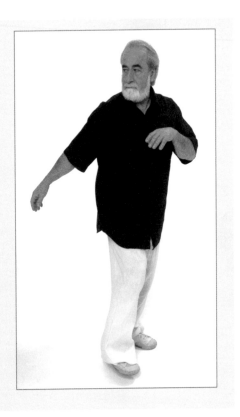

■ En la medicina china se considera que el cáncer es un nudo de *Qi* y sangre, debido a la obstrucción de su libre circulación por el cuerpo, de origen tóxico o emocional.

■ Esta caminata responde al objetivo doble de estimular la energía de los riñones (suprarrenales, riñones, médula ósea, médula espinal y cerebro) y facilitar la circulación de *Qi* y la oxigenación de las células a fin de «disolver las obstrucciones de flemas, *Qi* y sangre», el origen del cáncer.

▸▸ RESULTADOS DE LAS CUATRO CAMINATAS

En la persona joven

- Estas cuatro caminatas desarrollan el equilibrio y los reflejos posturales útiles en algunos deportes, y estimulan la inmunidad.

En la persona con algún tipo de patología

- Resultan beneficiosas en casos de deficiencia de origen vascular (secuela de accidentes vasculares cerebrales), pero también de arteriopatía y retorno venoso insuficiente.

- Ayudan si hay deficiencia de origen neurológico: párkinson, esclerosis múltiple, secuelas de traumatismo craneal.

- Se recomiendan en los casos de deficiencia reumatológica: artrosis de cadera, rodilla, tobillo, poliartritis reumatoide.

- Previenen los trastornos ligeros del equilibrio, de la coordinación y de la fuerza al caminar y en la posición de pie, que irán aumentando con la edad.

- Pueden llegar a convertirse en un verdadero método de reeducación en los déficits al caminar.

- En el plano energético: las caminatas de *Qi Gong* completan los beneficios de posturas estáticas para reforzar la resistencia de las extremidades inferiores, a fin de contrarrestar las fatalidades, pues el ser humano empieza a envejecer por las piernas, y por ello tonifican el *Qi* de los riñones (la esencia).

OTRAS POSTURAS ESTÁTICAS

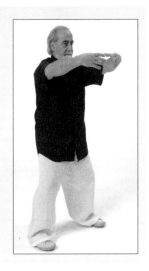

Es este capítulo se presentarán tres posturas complementarias de la postura estática básica anteriormente descrita, que repasamos en el programa para cultivar el estado físico.

«Abrazar el árbol» para calentar los riñones

⮡ Esta postura es una variante más fácil de la postura clásica, y alivia los esfuerzos realizados por los hombros.

- Adoptar la postura clásica «Abrazar el árbol», estudiada anteriormente.

- Levantar los brazos y describir un círculo con ellos hasta descansar las manos sobre los riñones, con las palmas sobre las últimas costillas y los dedos sobre los músculos lumbares de debajo.

- No olvidarse de flexionar las rodillas.

- Colocar la lengua en contacto con el paladar.

- Respirar desde el bajo vientre.

- Levantar el perineo tanto al inspirar como al espirar.

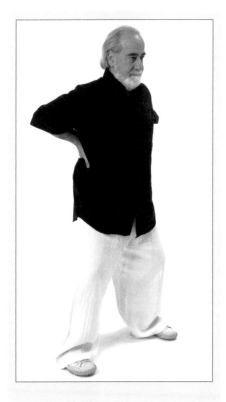

▸▸ COMENTARIOS

■ Calienta los riñones a los frioleros de esta región lumbar, revitaliza, actúa sobre las suprarrenales y la función urinaria.

Duración

■ De 10 a 30 minutos.

Concentración

■ Con el calor de las manos, calentar los riñones, y visualizar que se tornan rojos y calientes, y luego incandescentes como brasas, poco a poco, con cada espiración que emite *Qi* de los *Lao Gong* en las manos.

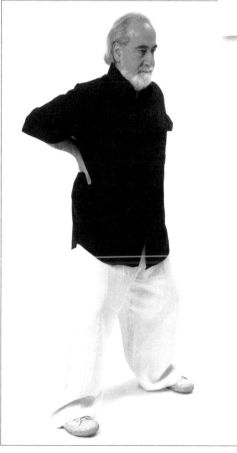

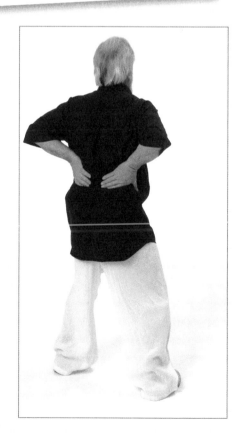

«Abrazar el árbol» sentado

⊖ Esta postura estática aquí presentada se practica, de manera excepcional, sentado, cuando las condiciones físicas de la persona le impiden adoptar la postura de pie o cuando está contraindicada.

- Sentarse en el borde de la silla, con los muslos paralelos al suelo, y los pies paralelos a una distancia entre sí similar a la existente entre los hombros, las tibias verticales: muslos y piernas deben formar un ángulo recto.

- Colocar las manos a la altura del pecho o de la base del cuello con las palmas inclinadas hacia abajo y los dedos formando el pico de una montaña.

- La punta de la lengua toca el paladar.

- Cerrar los ojos y respirar tranquilamente desde el bajo vientre.

- Permanecer así un tiempo suficientemente largo, algunos minutos.

▶▶ COMENTARIOS

- Postura estática del *Zi Laigong*, procedente de la enseñanza de la maestro Shu Fang Yan, que es aconsejable para parapléjicos, personas con secuelas neurológicas o vasculares o que padecen párkinson grave.

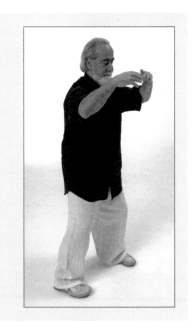

- Sin embargo, también puede practicarla todo el mundo, y forma parte de los entrenamientos de los grandes maestros de la sanación a través del *Qi*.

▶▶ BENEFICIOS

- Los mismos que las posturas estáticas, pero en menor grado.

- Favorece la calma y la serenidad.

▶▶ OBSERVACIONES

- Si es posible, pasar a la misma postura de pie, aumentando el tiempo, dependiendo de la resistencia.

Concentración

- Pasar del punto *Ming Men* al punto *Dan Tian* mentalmente, cada vez más deprisa.

Duración

- De 10 a 30 minutos.

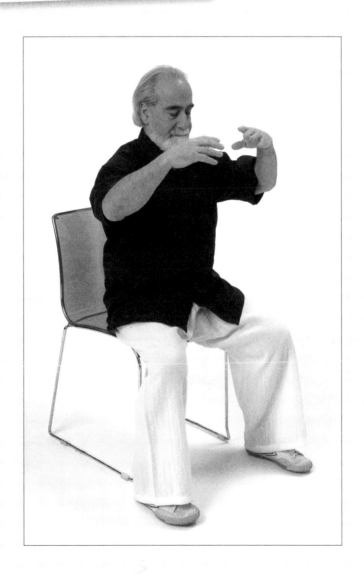

«Abrazar el árbol» para fortalecer el plexo solar

⊖ **En la postura básica «Abrazar el árbol»:**

- De pie, con los pies separados a la misma distancia que los hombros.
- Rodillas flexionadas.
- Lengua en el paladar.
- Respiración abdominal baja.
- Colocar las manos frente al plexo solar, con los codos separados y suspendidos.

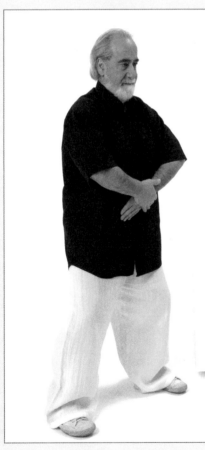

⇥ BENEFICIOS

- Esta postura está indicada para la mala asimilación digestiva y la pérdida de apetito, a menudo relacionadas con la edad avanzada, y en todos los casos de anorexia.

Concentración

- Al inspirar, concentrarse en los *Lao Gong* (en las palmas de las manos).
- Al espirar, emitir el *Qi* en el plexo solar, con la idea de calentar el bazo y el estómago.

«Abrazar el árbol» para reforzar el centro del pecho

- Postura y respiración idénticas a las anteriores.

- Colocar, sin embargo, los brazos en forma de círculo a la altura de los hombros, con las manos suficientemente separadas.

▸▸ BENEFICIOS

- Tonifica *Zong Qi*, la energía ancestral, la capacidad de absorber el *Qi* de los alimentos y de la respiración, y la de hacer que circule por los meridianos y la circulación sanguínea. Tonifica y regula el plexo cardiopulmonar.

- Refuerza el *Qi* del pulmón en caso de bronquitis crónica, asma e insuficiencia respiratoria.

Concentración

- Al inspirar, separar primero las manos y concentrarse en las palmas, *Lao Gong*, para cargarlas de energía.

- Al espirar, acercar las manos y llevarlas un poco por dentro, hacia el pecho, para emitir el propio *Qi* en el *Shan Zhong*, (17VC, que corresponde al «centro del pecho»).

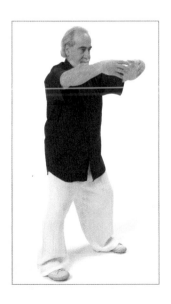
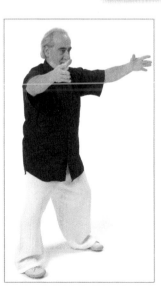
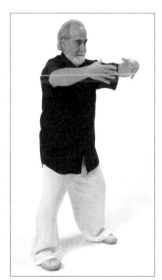

LOS TRES ANIMALES DE LA LONGEVIDAD

La tortuga

➤➤ LA CABEZA DE TORTUGA

«La cabeza de tortuga» es un ejercicio de *Qi Gong*, concretamente del taoísmo, que goza de una reputación legendaria, mítica, sobre la longevidad.

En este capítulo se muestra el ejercicio, pero además también otros ejercicios susceptibles de facilitar el funcionamiento cerebral y el mantenimiento de los órganos sensoriales.

- Sentado en el borde de una silla, es la misma postura que en la estática sentada (página 149), pero con las manos sobre los muslos, o bien de pie, con las manos en la cintura.

- Tocar el paladar con la punta de la lengua.

- Levantar la parte superior de la cabeza hacia el cielo, con el mentón hacia dentro.

- Levantar el mentón y avanzar para describir un semicírculo hacia delante.

- Continuar bajando, acercando el mentón al esternón y acabar el círculo regresando a la postura de inicio.

- Es un movimiento lento, regular, fluido, hacia delante. Soltar la parte superior de las dorsales y también las inferiores, que se ven ligeramente arrastradas por el movimiento. No forzar.

- Practicar hasta 100 círculos.

- No hacer pausas.

- A continuación, invertir el sentido y practicar 100 círculos más.

- Este ejercicio tiene una duración óptima, si se realiza tal como se ha explicado, pero puede ser acortado, y también alargado progresivamente, según los casos.

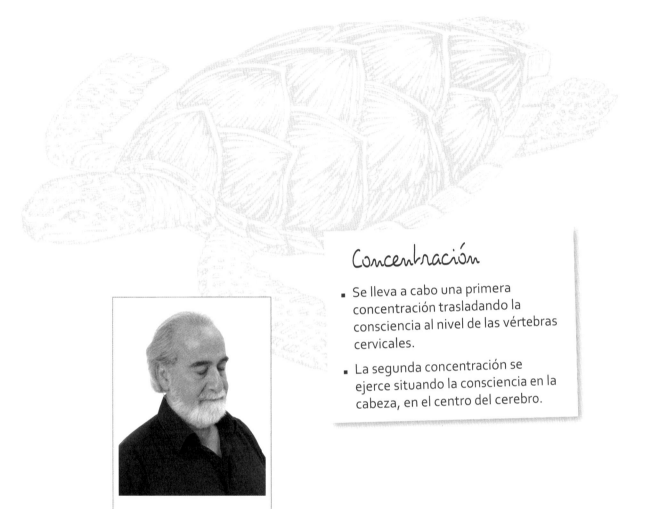

Concentración

- Se lleva a cabo una primera concentración trasladando la consciencia al nivel de las vértebras cervicales.

- La segunda concentración se ejerce situando la consciencia en la cabeza, en el centro del cerebro.

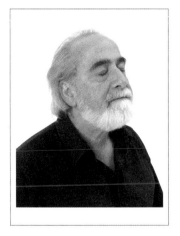

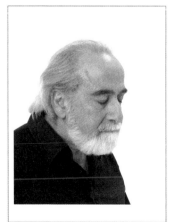

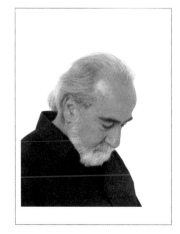

⇥ BENEFICIOS

Los beneficios son múltiples: articulares, vasculares, neurológicos y energéticos.

Beneficios articulares

■ Practicar con suavidad la movilización cervical facilita la circulación sanguínea en las vértebras y discos cervicales, relaja y flexibiliza los músculos cervicales y los trapecios, de forma que disminuye las tensiones cervicales y las cervicalgias, además de prevenir, reducir o detener el proceso artrósico. La impresión de arena aplastada que se percibe al principio desaparecerá con rapidez.

■ Su práctica es muy conveniente para prevenir las tensiones que se crean por las horas pasadas frente a la pantalla del ordenador.

Beneficios vasculares

■ Entre los huecos de conjunción ascienden arterias para irrigar la parte posterior del cerebro. Estas arterias adquirirán flexibilidad para evitar la arterioesclerosis y la disminución de la vascularización del cerebro, previniendo accidentes vasculares cerebrales.

■ El ejercicio también tiene una incidencia indirecta favorable en las carótidas.

Beneficios neurológicos

■ Se experimentan al concentrarse en el centro de la cabeza. Se sale de este ejercicio con una impresión de frescor.

Beneficios energéticos

■ Lo completan todo iluminando los efectos neurológicos.
Este movimiento, practicado tocando el paladar con la punta de la lengua, favorece la pequeña circulación celeste con el ascenso de la energía en el *Du Mai* hasta el cerebro, y su descenso por el *Ren Mai*. El *Du Mai* vehicula la energía *Jing* que asciende desde la punta del coxis y energetiza la médula espinal, el bulbo y el cerebro. El bulbo es como el delta del río de la médula espinal, que desemboca en «el mar de las médulas», el cerebro, tal y como lo llaman los chinos.

■ Es la razón por la que esta región es importante para los taoístas, que la denominan la «almohada de jade». Es la región occipital. La respiración occipital y la del sacro conjuntamente conforman el origen del mecanismo de la bomba craneosacral, que refuerza la producción y circulación del líquido cefalorraquídeo, como una mano invisible que apretase más, para luego dejar que volviese a llenarse la esponja cerebral.

■ El resultado es el de una gimnasia del cerebro con mejor vascularización, de ahí la impresión de frescor.

■ Tras la práctica se observa que los ojos de los sujetos brillan. Ellos mismos afirman que ven mejor los colores y los relieves, e incluso que la visión de lejos se aclara bastante, temporalmente.

■ Todas estas señales son resultado de una pequeña circulación celeste que, en lugar de ser ejecutada en forma de meditación[1] lo es en forma mecánica, mediante movimiento. Este ejercicio puede aminorar o impedir la reducción de la masa cerebral asociada con la edad, y prevenir trastornos de la memoria y el alzhéimer.

▶▶ INDICACIONES

■ Prevención de la artrosis cervical
■ Mala circulación cerebral
■ Pérdida de memoria
■ Esclerosis lateral amiotrófica
■ Enfermedad de alzhéimer

■ Trastornos del sueño
■ Mala concentración
■ Esclerosis múltiple
■ Enfermedad de párkinson

▶▶ CONSEJOS

■ Empezar con este ejercicio después de los 40 años, y en todo caso, a ser posible, antes de la aparición del menor trastorno de memoria.

■ Los adultos jóvenes e hipersensibles, entre 40 y 60 años, pueden sentir calor en la región lumbar, la sensación de una onda cálida ascendente por la columna vertebral, o bien una sensación de frescor vertebral, hormigueo en el perineo o la sensación de vibraciones incluso en el sexo. Todas esas señales demuestran el despertar y circulación de *Yuan Qi* y de *Jing Qi* en el *Du Mai*, pero también en el *Chong Mai*.

---

1. Véase al respecto *Les mouvements du bonheur: Wu Dang Qi Gong*, de Yves Réquéna (Guy Trédaniel Éditeur).

La grulla y el pecho

LA GRULLA ES UN ANIMAL MÍTICO, al igual que el fénix o el dragón. Es objeto de representaciones por parte de pintores de todas las dinastías. Animal longevo por las razones expuestas, ha inspirado distintas técnicas físicas y energéticas. En Shao Lin existe un tipo de boxeo: el kung-fu de la grulla. Y decenas, incluso centenares, de *Qi Gong* se inspiran en la grulla: *Zhi Neng Qi Gong*, el vuelo de la grulla, las caminatas de la grulla, etc.

Cuando un ejercicio debe actuar sobre los pulmones, se utilizan los ejercicios de la grulla. Dichos ejercicios tienen por objeto abrir la caja torácica y hacer trabajar de manera exhaustiva la capacidad respiratoria y el diafragma, tonificar los músculos intercostales y además todos los músculos secundarios de la respiración.

El resultado es facilitar la respiración y los intercambios gaseosos, reforzar la capacidad respiratoria y también la energía ancestral *Zong Qi*.

En caso de capacidad respiratoria verdaderamente débil, los ejercicios de la grulla deben ser precedidos por la postura estática «Abrazar el árbol» para reforzar el centro del pecho.

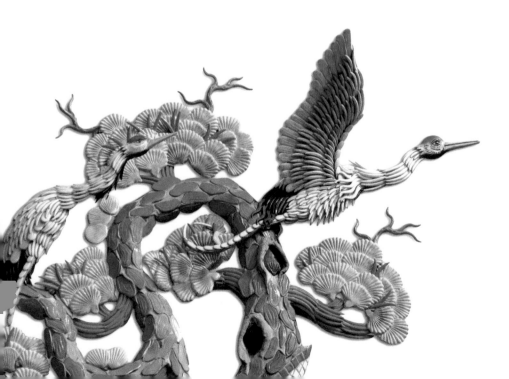

⇥ LA GRULLA EXTIENDE SUS ALAS Y EMPRENDE EL VUELO

Postura de inicio

- De pie, los pies juntos, el cuerpo derecho como una columna.

«La grulla extiende sus alas»

- Levantar los brazos por los costados.
- Inspirar y acercar las manos a los hombros flexionando los codos, con los dorsos de las manos hacia el cielo, los dedos a los lados.
- Espirar y empujar hacia los lados para alargar los brazos hasta extender los codos por completo.
- Repetir nueve veces o un múltiplo de nueve, como dieciocho, veintisiete o más.
- Se inspira profundamente y se contraen los brazos, manteniendo la cabeza derecha, y se sacan el esternón y el pecho hacia delante arqueando las dorsales, pero sin arquear demasiado las lumbares.
- Se espira hondo, empujando con los brazos, y se arquea el pecho para que las dorsales salgan hacia atrás, sin bajar la cabeza.

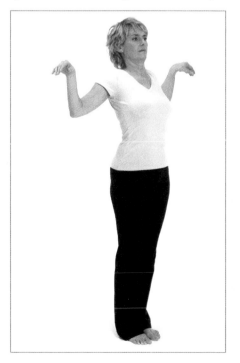 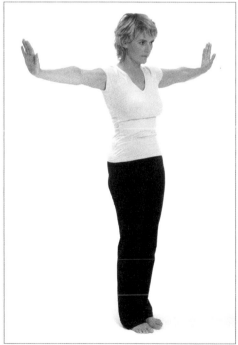

«La grulla emprende el vuelo»

■ Tras una última espiración y extensión de los brazos, inspirar y levantar brazos y manos más arriba de la cabeza.

■ Espirar y, levantando el pie izquierdo a la altura de la rodilla señalando con la punta del pie hacia abajo, flexionar la rodilla derecha para descender batiendo las alas simultáneamente hacia abajo.

■ Inspirar y enderezar la rodilla para ascender batiendo las alas hacia arriba.

■ Repetir nueve veces sobre una pierna y nueve más sobre la otra.

■ Con entrenamiento se puede aumentar el número de veces por múltiplos de nueve: dieciocho, veintisiete...

Concentración

■ Una primera concentración se realiza trasladando la consciencia al nivel de las vértebras cervicales.

■ Durante la segunda concentración, se traslada la consciencia al centro del pecho.

↻ «La grulla emprende el vuelo» puede practicarse una vez al día o regularmente durante la semana, a título preventivo, para reforzar *Zong Qi* y en la perspectiva anti-age.
En caso de patología respiratoria o de insuficiencia respiratoria, repetir la serie de nueve o dieciocho movimientos, tres veces al día (mañana, mediodía y noche).

El ciervo y el bajo vientre

EL CIERVO ES EL ANIMAL QUE SIMBOLIZA la región baja del tronco que comprende las lumbares, la pelvis, el sacro y el coxis, la cintura y el ombligo, los riñones, la vejiga, el intestino grueso y sobre todo las glándulas suprarrenales, así como los ovarios, el útero y la vejiga en la mujer, los testículos y el pene en el hombre, y el perineo.

El conjunto de esta región corresponde energéticamente al *Dan Tian* inferior. Es una de las más vitales, pues facilita la movilización de las energías hereditarias *Yuan Qi* y *Jing Qi* almacenadas en los órganos genitales y en el *Ming Men* (el espacio interrenal entre la segunda y la tercera lumbar) para que circule por los ocho meridianos curiosos hacia la médula espinal y el cerebro, los huesos y las médulas, así como hacia las glándulas endocrinas.

El *Dan Tian* es el lugar donde aumentar la esencia vital, es decir, el potencial de longevidad y la salud óptima.

Se ha elegido el ciervo, como hemos dicho, por su postura acostada, una pezuña sobre el ano, símbolo del ahorro de la energía vital y de la prevención de su gasto, de su pérdida. También se ha elegido por el remover de su cola con rapidez, en todos los sentidos.

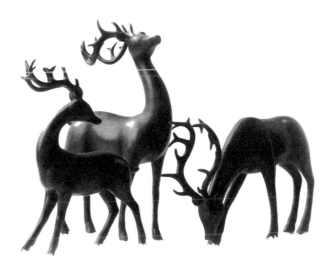

⏭ EL CIERVO MUEVE LA COLA

- Postura de inicio: pies paralelos y separados a una distancia similar a la existente entre los hombros, ni más ni menos.

- Flexionar las rodillas para colocar las rótulas perpendiculares a los dedos de los pies.

- Girar la pelvis en el sentido contrario a las agujas del reloj, intentando crear el círculo más grande posible con la punta del coxis, varias veces.

- Después cambiar de dirección, en el sentido de las agujas del reloj, el mismo número de veces.

- Fijar las rodillas para impedir que se muevan y no oscilar ni desde el tronco ni desde los hombros.

- Respirar libre y tranquilamente sin perder el aliento.

- Mantener el perineo firmemente contraído.

- Repetición libre: entre 20 y 50 giros o más en cada sentido.

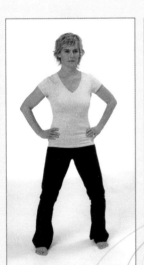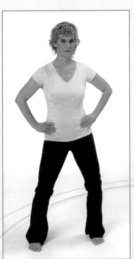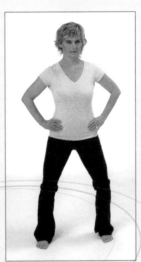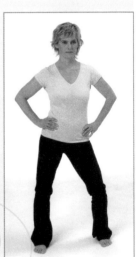

⇥ EL CIERVO SACA Y METE LA COLA

Mover los cimientos adelante y atrás

- Postura de inicio: la misma que anteriormente.

- Realizar un movimiento de balanceo con la pelvis, llevando el coxis lo más adelante posible durante la espiración y lo más atrás posible durante la inspiración.

- Fijar las rodillas, no oscilar ni desde el tronco ni desde los hombros.

- Repetición libre: balancearse entre 20 y 50 veces.

- Mantener el perineo firmemente contraído.

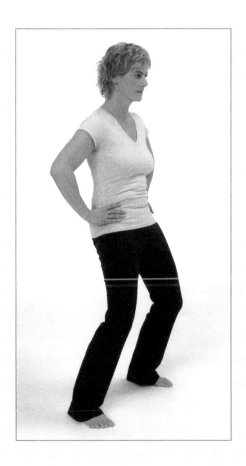 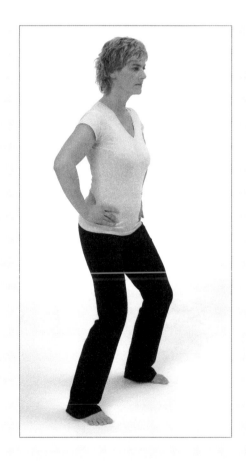

⇥ EL MONJE SHAO LIN CORTA EL CAMINO

- Postura de inicio: separar los pies, el doble al menos de la distancia existente entre los hombros, con la punta de los pies ligeramente vuelta hacia fuera.

- Bajar flexionando las rodillas todo lo posible en función de la capacidad de cada uno de abrir las caderas.

- No hay que sobrepasar la postura completa, los muslos deben estar paralelos al suelo, las tibias verticales, perpendiculares a los muslos.

- Las rodillas descienden por los costados y se mantienen perpendiculares a los dedos de los pies.

- Las manos adoptan la postura de oración.

- Sin mover las rodillas, ni el pecho, ni los hombros, intentar hacer círculos lo más amplios posible teniendo en cuenta la postura.

- Mantener el perineo firmemente contraído.

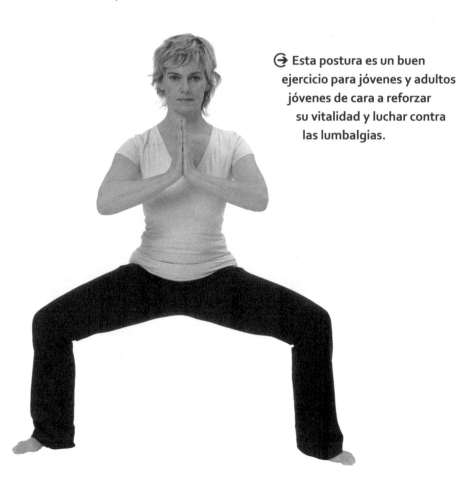

⊖ **Esta postura es un buen ejercicio para jóvenes y adultos jóvenes de cara a reforzar su vitalidad y luchar contra las lumbalgias.**

⏩ COMENTARIOS

- Esta última postura es facultativa dependiendo de los medios personales y la propia flexibilidad. Se la puede considerar estática. En Shao Lin se pone a los niños sobre leños de madera y deben comer en esta postura, a fin de reforzar el *Dan Tian*. Reforzar el *Dan Tian* es algo necesario para la fuerza y la potencia muscular en el kung-fu, y para la proyección de energía sobre el lugar donde se asesta el golpe, para partir ladrillos, por ejemplo.

⏩ BENEFICIOS

- Estas tres posturas combinadas representan el entrenamiento físico básico del ciervo, para reforzar el *Dan Tian*. Movilizan las lumbares y las articulaciones sacroilíacas, previenen y curan las lumbalgias y las hernias discales no quirúrgicas. Son los mejores ejercicios para prevenir la artrosis de la cadera, así como la artrosis intracanal, que crea un encogimiento del canal lumbar con pinzamiento de los nervios de la cola de caballo –ciática crónica–, una de las afecciones más difíciles de curar en reumatología y cirugía.

- Estos ejercicios también pueden proponerse a mujeres encintas o que tengan pensado quedarse embarazadas para flexibilizar la articulación sacroilíaca, que debe abrirse en el parto.

- Los efectos energéticos también resultan interesantes: movilizar la pelvis contribuye a movilizar el *Jing* de los riñones hacia el *Dan Tian*, como ya hemos dicho, y a crear indirectamente una energetización de los órganos de la pelvis: riñones, vejiga y órganos genitales.

- Ejercicios convenientes para las insuficiencias renales, eliminación de urea, cistitis, incontinencia urinaria y trastornos prostáticos en el hombre.

- Estos ejercicios del ciervo, completados con ejercicios del perineo, son sin duda el protocolo antienvejecimiento más activo y preventivo en *Qi Gong* contra el adenoma y el cáncer de próstata. Previenen el prolapso anal y también el prolapso vaginal en la mujer. Sirven de complemento energéticamente indispensable en la reeducación del perineo tras el parto o la cirugía pelviana.

- En el campo genital, que es el más relacionado con la energía esencial *Jing*, que también se denomina seminal, y que condiciona la sexualidad y la fertilidad, estos ejercicios anti-age son indicados en los trastornos de las reglas de la mujer en período genital activo en el curso de la premenopausia y de la menopausia, para una regulación de todos los trastornos asociados a esos períodos de la vida. Este ejercicio es muy adecuado para estimular la fertilidad en la mujer y en el hombre.

■ En lo relativo a la libido y la sexualidad, la regulación y estimulación de las hormonas sexuales de la suprarrenal, del ovario y del testículo, añadidas a una estimulación de la vascularización de la región y a la eliminación energética de los coágulos de sangre y *Qi*, simultáneamente con una estimulación de *Yuan Qi* y de *Jing Qi*, producirán los siguientes efectos:
  – Estimulación formidable de la libido, es decir, del deseo sexual y la aptitud para lograrlo.
  – Conservación de la humidificación vaginal después de la menopausia o reparación de los problemas de erección.
  – Corrección de los problemas de eyaculación (imposibilidad de eyacular) ligados a la edad.
  – Control sexual de la eyaculación con posibilidad de retrasarla.
  Estos ejercicios pueden servir en sexología y en psicoterapia para devolver la memoria del cuerpo a flor de piel y evacuar las cargas energéticas ligadas a los traumatismos sexuales: violación, incesto, abusos, maltrato.

■ La energía *Jing* está en suma ligada a la energía reparadora en caso de estrés o enfermedad crónica. La hemos relacionado, entre otras, con el cortisol.

■ Estos ejercicios son de utilidad en las estrategias antienvejecimiento de estimulación de la inmunidad y también en el tratamiento de enfermedades crónicas y cánceres, así como en la prevención de recaídas tras el tratamiento de un primer cáncer.

■ Como la energía *Jing* estimula la médula y los huesos, estos ejercicios también son útiles en caso de reumatismos crónicos anquilosantes, anemia, aplasia medular o hipersensibilidad extrema al frío y frío en los huesos con incapacidad de calentarse.

■ Estos ejercicios se pueden practicar entre un cuarto de hora y media hora al día de forma exclusiva, a fin de constatar sus beneficios puros.

■ Evitar hacer estos ejercicios por la noche porque pueden dificultar el sueño.

■ Los efectos no tardarán en hacerse sentir al cabo de unos días: se puede sentir una gran vitalidad que dificultará el permanecer quieto en un sitio.

REFORZAR LA PUERTA DE LA VIDA

Ejercicio del perineo

Se trata, ni más ni menos, que de entrenar el músculo del perineo ejerciendo contracciones voluntarias.

- Postura de inicio: sentado en una silla como en la postura estática (página 149), o sentado en un cojín de meditación, y luego, gracias a la práctica, en cualquier situación sentado: en el coche o en los transportes públicos.
- Contraer al máximo el esfínter del ano como si se quisiera retener la orina.
- Mantener esta contracción algunos segundos y luego relajar.
- No ejercer esas contracciones únicamente al inspirar, sino sobre todo empezar durante la espiración, y si la duración se prolonga, respirar con normalidad.
- Tras algún tiempo practicando, se podrá contraer el perineo y mantener esta contracción con fuerza y apretando todo lo posible durante un minuto.
- Relajar, respirar y permitir aflojar la zona y el cuerpo.
- Repetir el número de veces que se desee, diez como mínimo.

▸▸ COMENTARIOS

- El perineo corresponde a un punto de acupuntura llamado *Hui Yin*: el primero del meridiano curioso *Ren Mai* o Vaso de la Concepción. Si no está suficientemente tonificado, la energía esencial –*Jing*– se escapa por este lugar, sobre todo cuando se está de pie y en el curso de la micción y de la defecación.
- Esto acelera el envejecimiento. Y, además, el agotamiento de la energía *Jing* debilita el perineo, así como el riñón, los órganos genitales y el funcionamiento cerebral.
- Por eso, los chinos, desde la antigüedad a nuestros días, se han ocupado de esta zona y han realizado ejercicios musculares cotidianos.

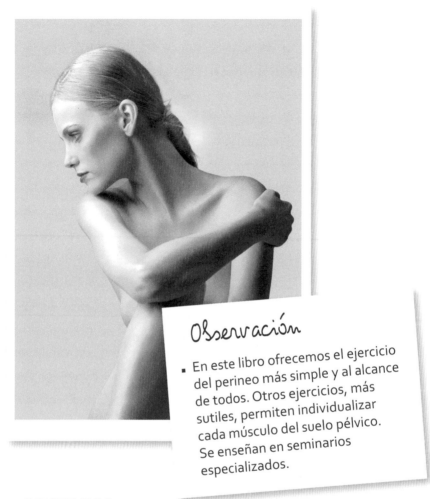

Observación

- En este libro ofrecemos el ejercicio del perineo más simple y al alcance de todos. Otros ejercicios, más sutiles, permiten individualizar cada músculo del suelo pélvico. Se enseñan en seminarios especializados.

▸▸ BENEFICIOS

- Estrategia anti-age para mantenerse en forma y conservar el tono sexual.

- Combate la impotencia.

- Refuerza el útero, la sexualidad femenina y el tono vaginal.

- Corrige los efectos de una episiotomía (corte de este músculo en el transcurso del parto).

- Previene los trastornos de los esfínteres y las incontinencias.

- Facilita el control de la eyaculación y el orgasmo en el hombre y el control del orgasmo en la mujer.

LA COLUMNA VERTEBRAL Y LOS TRES *DAN TIAN*

OTRA MANERA DE EJERCITARSE EN LOS TRES *DAN TIAN* a la vez, en las tres regiones de cabeza, pecho y pelvis, y en la flexibilidad de la columna vertebral, es practicar la ondulación desde el coxis hasta la coronilla, que llamaremos «La danza del dragón» o «La ondulación del dragón».

La ondulación del dragón

▶▶ PRÁCTICA

■ Postura de inicio: pies paralelos, separados al ancho de los hombros.

■ Empezar balanceando adelante y atrás el coxis mediante pequeños movimientos de ida y vuelta, no demasiado deprisa.

■ Continuar aumentando la amplitud para afectar:
  —al sacro,
  —a la pelvis y las últimas lumbares,
  —a las primeras lumbares,
  —a las últimas dorsales,
  —al irse ampliando la ondulación, permitir que los brazos se dejen llevar con el impulso, pero sin provocarlo desde los hombros,
  —a las primeras dorsales,
  —a las cervicales,
  —y a la cabeza.

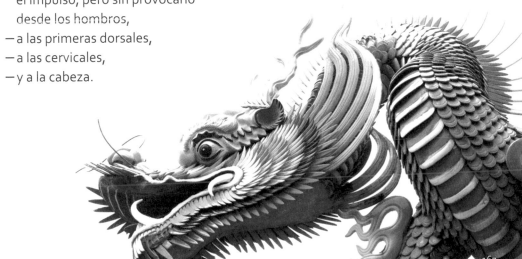

- Cuando la columna se desenrolla hacia atrás, el movimiento empieza adelantando la pelvis, luego las lumbares, las dorsales, las cervicales y, en último lugar, la cabeza.

- Cuando la columna se enrolla hacia delante, el movimiento comienza siempre de abajo hacia arriba y la cabeza cuelga en último lugar.

- Los brazos son como balancines, pero permanecen pasivos; van hacia atrás cuando la columna se desenrolla y hacia delante cuando esta se enrolla.

- Continuar repitiendo el movimiento varias veces.

- Para ir disminuyendo progresivamente la amplitud, en sentido inverso, se empieza por la cabeza, terminando en el coxis.

- «La ondulación del dragón» puede practicarse con los ojos abiertos o cerrados.

▸▸ BENEFICIOS

- Se trabaja la flexibilidad de la columna vertebral y la pelvis.

- La energía esencial es requerida en la médula espinal por el *Du Mai* y el canal central, el *Zhong Mai*, un meridiano habitualmente poco abierto y que recibirá un suplemento de *Qi*.

- El *Zhong Mai*, o meridiano central, es la parte secreta del *Chong Mai*, que para los taoístas no se abre más que a través de la meditación. En el sistema taoísta, la meditación fuerza la circulación de la energía *Yuan* por el *Zhong Mai*, fuente inconmensurable de energía vital con la que todos contamos, pero que está activada en diversos grados, siempre muy reducidos.

- Paralelamente, los tres *Dan Tian* son estimulados como centros de energía con los mismos efectos que la práctica respectiva de los animales de longevidad: ciervo, grulla, tortuga.

⤷ **Este ejercicio, enseñado por Chen Wei en Pekín, y que forma parte de la serie «el cuerpo de jade», no es ajeno a las ondulaciones de la columna del estilo clásico de *Qi Gong* taoísta llamado «el dragón que nada». Pero la ondulación en este sentido antero-posterior confiere una potencia particular a este movimiento.**

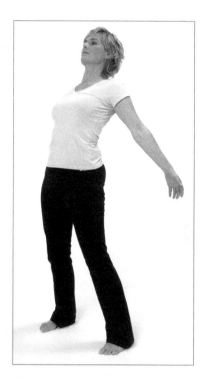

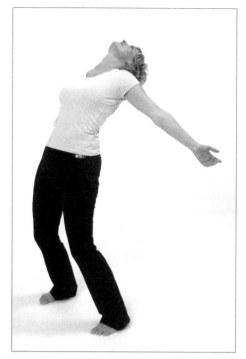

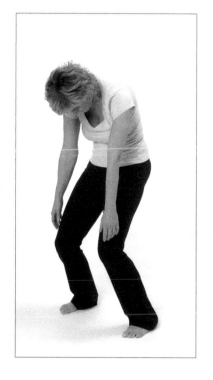

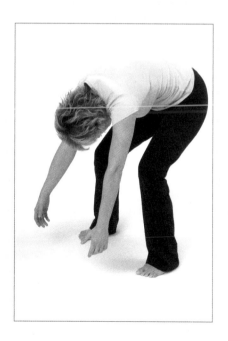

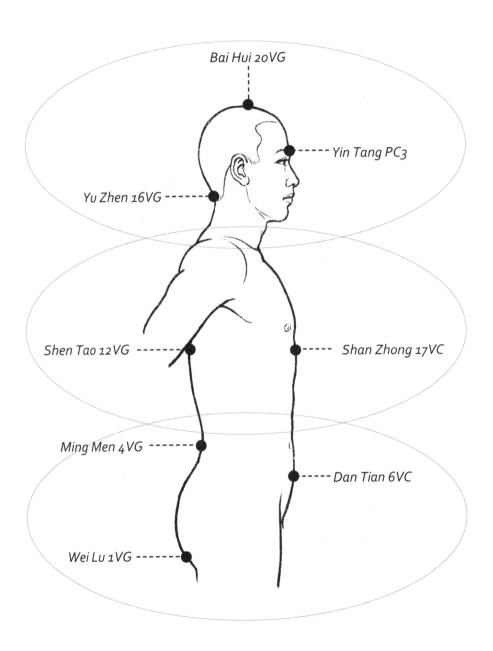

Bai Hui 20VG

Yin Tang PC3

Yu Zhen 16VG

Shen Tao 12VG

Shan Zhong 17VC

Ming Men 4VG

Dan Tian 6VC

Wei Lu 1VG

⊷ CONCENTRACIÓN

■ No es necesario precisar una concentración para beneficiarse del juego articular. Pero la concentración multiplica los efectos energéticos si imaginamos que los dedos corazón emiten energía, como rayos láser, aunque su punta no esté necesariamente dirigida hacia el cuerpo.

■ Utilizar la concentración solamente cuando la ondulación haya finalizado:

Para abrir el primer *Dan Tian*

■ 1ª ondulación: enviar el *Qi* a la punta del coxis.

■ 2ª ondulación: enviar el *Qi* al *Dan Tian*.

■ 3ª ondulación: enviar el *Qi* al *Ming Men*.

Para abrir el segundo *Dan Tian*

■ 4ª ondulación: enviar el *Qi* al *Shen Tao* (12VG), en la espalda, a la altura de la 7ª cervical.

■ 5ª ondulación: enviar el *Qi* al *Shan Zhong* (17VC), al medio del pecho.

Para abrir el tercer *Dan Tian*

■ 6ª ondulación: enviar el *Qi* al *Yu Zhen*, la almohada de jade (el espacio entre el occipucio y la primera cervical).

■ 7ª ondulación: enviar el *Qi* al *Yin Tang*, el ojo del cielo, entre ambas cejas.

■ 8ª ondulación: enviar el *Qi* a la coronilla, *Bai Hui* (20VG).

■ Y volver a comenzar otro ciclo siguiendo el mismo orden.

■ Tres ciclos es el mínimo. Cuantos más se hacen, más intensos son los efectos de apertura de los *Dan Tian*.

■ Todo debe practicarse con fluidez, como un juego, como si estuviéramos en un columpio.

PARA ESTIMULAR LAS DEFENSAS

Aleja el viento

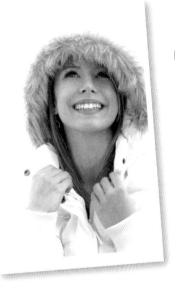

ESTE EJERCICIO ESTIMULA LA ENERGÍA EN LA SUPER-FICIE, *WEI QI,* denominada energía de defensa. Contribuye a combatir la sensación de frío en una estancia insuficientemente cálida, a disminuir el estado de sensibilidad al frío y de fragilidad ante los resfriados, y a estimular las defensas en caso de epidemia de gripe o de riesgo infeccioso.

▸▸ PRÁCTICA

- De pie, con los pies separados.

- Empezar a la izquierda por el vientre y el abdomen.

- Dar nueve golpecitos ascendiendo desde el abdomen hacia la raíz de la espalda:
  Nueve veces bajando por el brazo (repetir tres veces).
  Nueve veces bajando por el antebrazo (tres veces).
  Nueve veces bajando por la palma de la mano (tres veces).
  Nueve veces subiendo por el dorso de la mano (tres veces).
  Nueve veces subiendo por la cara posterior del antebrazo (tres veces).
  Nueve veces subiendo por la cara posterior del brazo (tres veces).

- Lo mismo en el lado derecho.

Aleja el viento

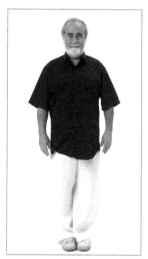
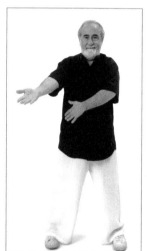
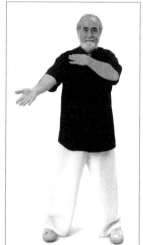
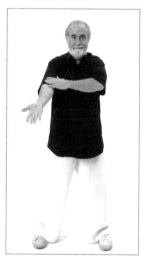

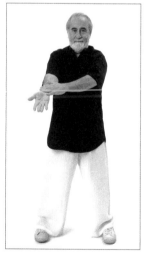
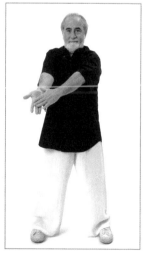
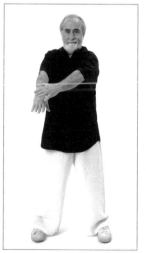
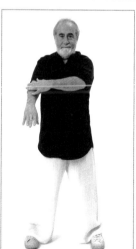

■ A continuación con las dos manos:

Nueve veces de la frente al occipucio (tres veces).

Nueve veces desde lo alto de la espada a la pelvis (tres veces).

Nueve veces desde la pelvis hasta la parte baja de las nalgas (tres veces).

Nueve veces desde la parte baja de las nalgas al hueco de las rodillas (tres veces).

Nueve veces en los huecos de las rodillas, las pantorrillas y los pies (tres veces).

Nueve veces de la cara interior de los pies a las rodillas (tres veces).

Nueve veces de la cara interior de las rodillas hasta la raíz de los muslos (tres veces).

Nueve veces desde el bajo vientre a la cintura (tres veces).

■ Repetir todo el ejercicio tres veces, desde el principio.

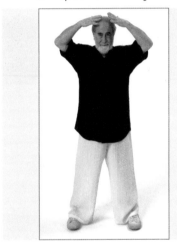
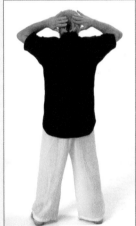

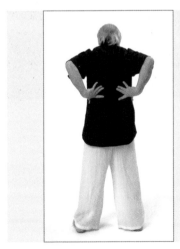
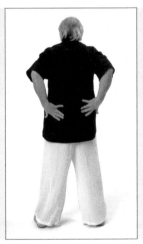
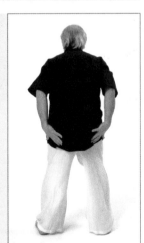

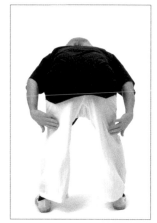
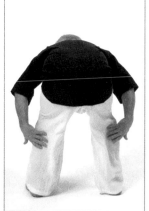

Aleja el viento

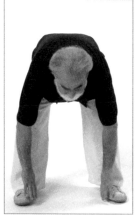
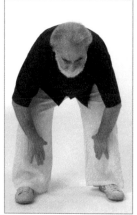
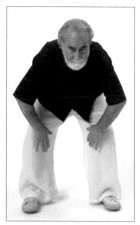

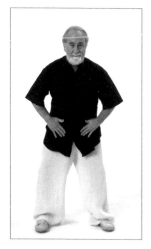
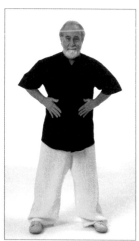

El gavilán migra hacia el norte

▸▸ PRÁCTICA

- Postura de inicio: pies juntos, los brazos a los costados del cuerpo.

- Inspirar y levantar lentamente los brazos por los costados, a la altura de los hombros, y volverlos a bajar ligeramente mientras se gira el tronco 90° a la izquierda, espirando. Volver a subir los brazos a la misma altura, inspirando. (Los brazos permanecen perpendiculares a la dirección de inicio.)

- Tras inspirar, bajar los brazos, resituar el tronco y subirlos por los costados para continuar del otro lado.

- Alternativamente como balancines, a izquierda y a derecha.

- Los codos están extendidos, dejar que las muñecas y las puntas de los dedos permanezcan flexibles, como la extremidad de las alas.

- Repetir el movimiento durante un minuto, aumentando el tiempo en función de las propias capacidades y de la necesidad.

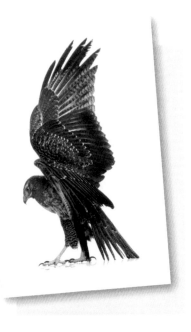

▸▸ COMENTARIOS

- El ejercicio puede practicarse una vez al día, como estrategia anti-age o alternándolo con «La grulla emprende el vuelo».

⇾ BENEFICIOS

- Los efectos preventivos del envejecimiento y la estrategia anti-age se explican por la acción sobre los pulmones, los intercambios gaseosos y la circulación por los meridianos, por medio de *Zong Qi*.

- Recordemos que el pulmón es el protector de la energía. Cuando este órgano se debilita, se está cansado, triste y la voz se torna débil.

- Los ejercicios de la grulla están indicados sobre todo para corregir estados de escoliosis y de hundimiento vertebral dorsal a causa de osteoporosis, con dificultad para respirar suficientemente, sensación de falta de aire, problemas para respirar en situaciones de esfuerzo o en altitud si se ha sido fumador, y también se recomiendan en caso de tos, asma, alergia respiratoria y contaminación atmosférica.

- Estos ejercicios también podrían proponerse al otro extremo de la escala de edad, como preventivos o terapéuticos para niños en edad escolar, a fin de estimular la inmunidad y evitar las infecciones respiratorias u otorrinolaringológicas de repetición, así como para combatir el asma infantil.

- Lo ideal sería que ocupasen un lugar importante en los programas antienvejecimiento en casos de bronquitis crónica, enfisema, prevención de las recaídas de todos los tipos de cáncer, y como acompañamiento de los tratamientos de quimioterapia o de radioterapia sobre el tórax en caso de cáncer de mama o cáncer de pulmón.

- En caso de insuficiencia respiratoria grave o de la inmunidad, no hay que dudar en practicar la postura estática para estimular el pecho: «La grulla emprende el vuelo» y «El gavilán migra hacia el norte».

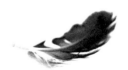

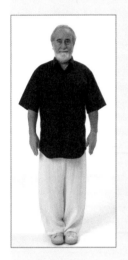
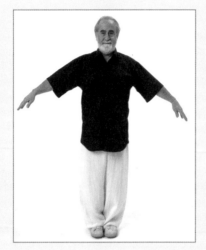
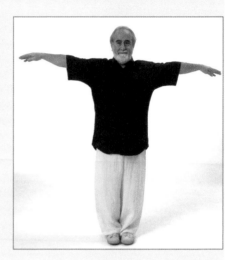

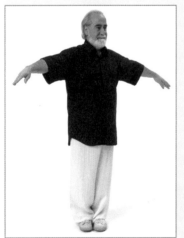
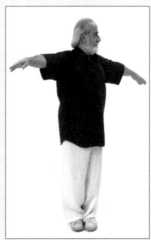
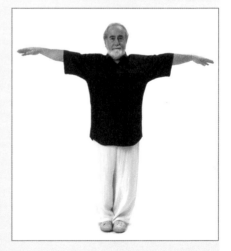

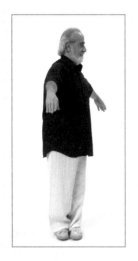
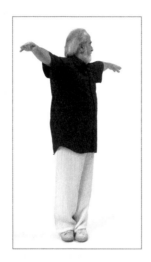
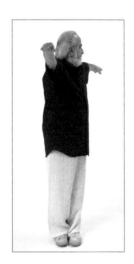

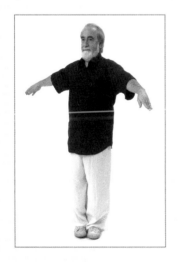
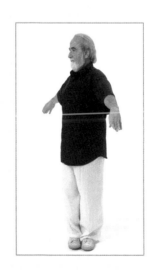
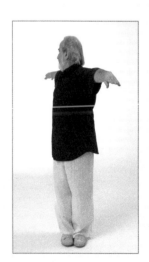

PARA ESTIMULAR LA DIGESTIÓN Y LA ASIMILACIÓN

Nutrir el centro y fortalecer el bazo y el estómago

» PRÁCTICA

- Postura de inicio: los pies juntos, el cuerpo derecho.

- Subir los brazos por los costados, con las palmas hacia delante y al mismo tiempo cerrar los puños.

- Los puños frente al *Zu Sanli*, llevándolos bajo las rodillas a una mano de distancia, sobre el borde exterior de la tibia. Golpear con los puños en múltiplos de cinco (cifra del elemento Tierra).

- A continuación enderezarse e inclinarse hacia atrás, llevando también la cabeza hacia atrás y con los ojos mirando al cielo, y llevar los puños —describiendo un círculo— a la altura de las últimas dorsales, undécima y duodécima, a los puntos *Pi Shu* y *Wei Shu*, y golpetear esta zona hasta todo lo arriba que pueda llegar, para luego descender golpeteando con los puños hasta las lumbares de la cintura, el mismo número de veces.

- ***Zu Sanli* (36E)** es el trigésimo sexto punto del meridiano del estómago, famoso sobre todo por curarlo todo, pues refuerza el centro. Es el punto Tierra en el meridiano del estómago, que es del elemento Tierra.

- ***Pi Shu* (20V)** y ***Wei Shu* (21V)** son los puntos *Shu* que se encargan del páncreas, del bazo y del estómago, a la altura de las terminaciones del simpático que forman el plexo solar. En acupuntura sirven para estimular la actividad de las vísceras.

⇥ COMENTARIOS

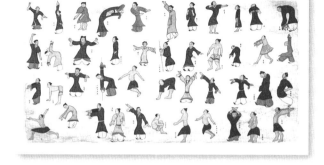

■ Este ejercicio proviene de los famosos movimientos descubiertos en la tumba de Ma Wang Dui, que datan del siglo II a.C., hallados durante una excavación en 1973.

■ Representa la versión contemporánea, producto de las investigaciones de Zheng Shi Zhou bajo la dirección del Ministerio de Cultura y del Ministerio de Salud de China, y que enseña Liao Yi Lin en su obra *Le Trésor du Qi Gong*.[1]

■ Tiene la ventaja de ejercer una flexión de la columna vertebral hacia atrás, que falta en la serie de «Los ocho brocados de seda».

■ Este ejercicio se realizará solo o alternándolo con el siguiente.

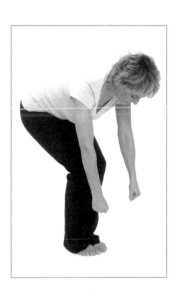

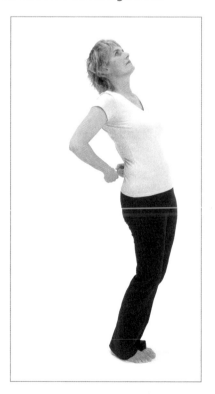

---

1. *Le Trésor du Qi Gong*, de Liao Yi Lin (Guy Trédaniel Éditeur). Hemos extraído de esta obra cuatro ejercicios antienvejecimiento, de los cuarenta que contiene.

La garza zancuda

⇥ PRÁCTICA

- Postura de inicio: de pie, con los pies juntos y los brazos a los costados del cuerpo.
- Subir con rapidez la rodilla izquierda en dirección de la postura y al mismo tiempo golpear con la palma de las manos el *Zu Sanli* y su punto simétrico, el *Yin Ling Quan*.
- A continuación devolver también con rapidez el pie al suelo y volver a empezar con el pie derecho.
- Continuar así varias veces.
- También se puede golpear con los puños cerrados.

⇥ COMENTARIOS

- Este último ejercicio presenta la ventaja de trabajar el equilibrio al mismo tiempo.

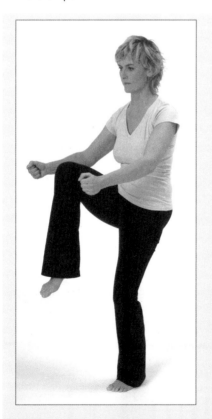 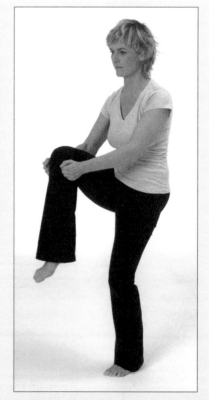

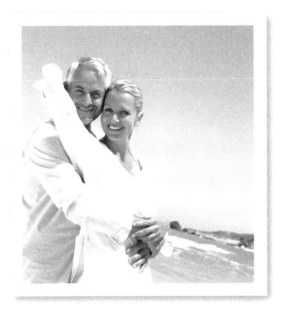

⇥ BENEFICIOS

- «Nutrir el centro y reforzar el bazo y el estómago» y «La garza zancuda» estimulan la energía del calentador medio para mejorar la función de extracción y asimilación de la energía pura de los alimentos, para elaborar el *Yong Qi*, la energía de los alimentos. Esta fisiología no depende únicamente de la buena salud del bazo y del estómago, sino del *Yang* de los riñones, el *Yuan Qi*, que «calienta el estómago». Este *Yang* tiende a declinar con el tiempo. En general, los ejercicios de *Qi Gong*, y los del ciervo en particular, contribuyen a mantener el *Yuan Qi* y el *Jing Qi*. Pero una parte del *Jing*, elaborado por el estómago, desfallece en su misión nutriente.

- Estas relaciones mutuas implican a la adrenalina, el cortisol hiperglicemiante, la buena regulación de las secreciones del ácido clorhídrico, del factor intrínseco del estómago, de las enzimas pancreáticas limasas, proteasas, de la insulina y del glucagón en su regulación de la glucemia.

- Sin duda, para la cultura china es importante una buena alimentación cotidiana, tanto en cantidad como en calidad, pero también se ocupa y mantiene estos órganos de asimilación: el estómago y el bazo-páncreas, de la misma manera que se cuida a un padre y a una madre.

- Estos dos ejercicios así lo demuestran, y por ello deberían integrarse en la estrategia antienvejecimiento en todas las épocas y edades de la vida.

Moxa en el *Zu Sanli*

UNA MANIOBRA CLÁSICA EN LA MEDICINA china consiste en calentar con un puro de moxa (compuesto de estopa de artemisa)[2] el punto *Zu Sanli*.

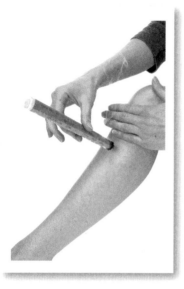

- Encender un puro de artemisa y soplar por encima hasta que el diámetro de un extremo esté incandescente.

- Acercarlo a 2-3 centímetros del *Zu Sanli* y dejar aumentar la sensación de calor sobre este punto, que se tornará rojo y caliente.

- Durante 2-3 minutos, o más, por punto.

- La distancia correcta condiciona la penetración de calor en el punto sin la sensación de calor insoportable y sin riesgo de quemarse.

▸▸ COMENTARIOS

- A lo largo de los siglos, esta técnica se ha convertido en un gesto preventivo banal que la gente se aplica a sí misma, ganándose el favor de toda Asia. Hemos visto a japoneses utilizar pequeñas lentejas de artemisa que dejan consumir hasta el final, dejando una marca en la piel, volviendo a repetir la operación cuando la cauterización ha cicatrizado, aunque la marca seguirá ahí para siempre.

- La técnica suave de la moxa se recomienda para unas piernas bonitas que no quieren envejecer.

▸▸ BENEFICIOS

- La tradición dice que comenzar con la moxa en el *Zu Sanli* a partir de los 40 previene la presbicia, los trastornos digestivos y la disminución del *Qi* de los alimentos y del *Qi* esencial, el *Jing*.

---

2. En Francia, en venta en todas las tiendas chinas y en algunas farmacias, así como por correspondencia.

PARA UN SUEÑO TRANQUILO, CONTRA LA APNEA DEL SUEÑO

La respiración soplo del viento

YA VISTA EN UNA OBRA ANTERIOR SOBRE el insomnio,[1] esta respiración es un clásico taoísta, que incluso habría que considerar como una meditación.

▸▸ PRÁCTICA

- Sentado en el borde de una silla o con las piernas cruzadas sobre un cojín de meditación.
- Los ojos cerrados.
- Inspirar con la boca cerrada, la punta de la lengua toca el paladar, los ojos cerrados miran a unos 30° hacia arriba.
- Espirar con la boca abierta, la punta de la lengua toca el suelo de la boca, los ojos miran a unos 30° hacia abajo.
- Continuar así alargando la respiración, pero continuando con una respiración amplia y dinámica.
- Al espirar, proferir el sonido «HA», largo tiempo, con la boca bien abierta.

▸▸ COMENTARIOS

- Versión revisada y suavizada por los taoístas de ejercicios de yoga indios, esta meditación-respiración actúa suavemente sobre el diafragma superior del cuerpo: la tienda del cerebro, a la altura del tercer *Dan Tian*.[2]
- Los efectos serán sosegantes, para combatir el insomnio, procurando una sensación de frescor y de recuperación parecidas a «La cabeza de tortuga» y debida, en esta ocasión, únicamente a la gimnasia de las estructuras intracraneales: hoz del cerebelo y quiasma óptico, es decir, la silla turca, la hipófisis y la epífisis.

---

1. *Qi Gong, la gymnastique des gens heureux*, de Yves Réquéna (Guy Trédaniel Éditeur).
2. Señalar que los tres diafragmas corresponden a los *Dan Tian*, estando el segundo relacionado con el propio diafragma y el primero con el diafragma urogenital.

■ Los efectos energéticos aumentarán colocando la punta de la lengua hacia arriba, lo cual facilita el ascenso del *Qi* por el *Du Mai*, o hacia abajo, facilitando el descenso por el *Ren Mai*.

›› BENEFICIOS

Para dormir bien

■ Facilita el sueño.

■ Lo hace más profundo y más reparador.

Contra la apnea del sueño

■ Esta respiración parece tener un efecto nada desdeñable en la apnea del sueño. Si es el caso, practicarla por la noche antes de acostarse, un tiempo suficientemente largo, alrededor de 10 minutos, prolongando el tiempo de la espiración para reeducar al diafragma con el fin de que no se bloquee en fase inspiratoria.

Para la mente

■ También facilita la concentración y la atención si se utiliza como «meditación» durante el día o al final de una sesión de *Qi Gong*. Se dice que esta respiración favorece la transformación de la esencia (*Jing*) en consciencia (*Shen*).

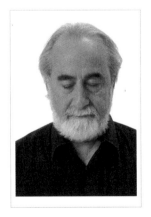
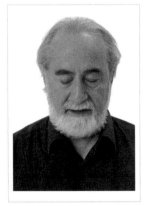

PARA ESTIMULAR LA MEMORIA

ESTE EJERCICIO DEL MA WANG DUI refuerza la circulación arterial cerebral.

Eliminar el viento de la cabeza

⊁ PRÁCTICA

■ Los pies juntos, levantar los brazos horizontalmente, con las palmas hacia el cielo.

■ A continuación efectuar muy lentamente un movimiento de balancín con el cuerpo y los brazos. Las rodillas juntas, se flexionan y van en la misma dirección de la mano que asciende; la cabeza y los ojos también siguen la mano con la mirada.

■ Inspirar inclinándose, espirar recuperando la horizontalidad.

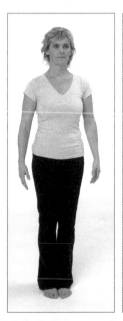 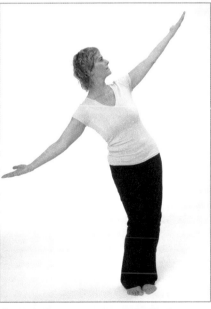 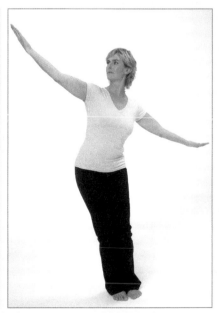

⇶ BENEFICIOS

■ La rotación del cuello implica una ligera presión de las carótidas del lado en que mira la cabeza, mientras que inclinarse implica, por la gravedad, que la sangre vaya a la otra parte del cerebro. Proceder de este modo efectúa una gimnasia irremplazable de la circulación cerebral.

■ «El viento en la cabeza» es la expresión de la medicina china para referirse a los ataques cerebrales.

■ Este ejercicio tiende a eliminar el riesgo de accidente vascular cerebral (AVC) o bien a recuperarse tras un ataque.

■ Al operar sobre la circulación cerebral, este ejercicio actúa favorablemente sobre la memoria.

⇶ PROGRAMA PARA CONSERVAR UNA MEMORIA JUVENIL

■ La cabeza de tortuga.

■ Eliminar el viento de la cabeza.

■ El águila se estira.

■ Abrazar el árbol.

■ La caminata del riñón.

PARA ESTIMULAR LA VISTA

EN LOS EJERCICIOS TAOÍSTAS DE LONGEVIDAD, se presta mucha atención a los órganos de los sentidos por tres razones:

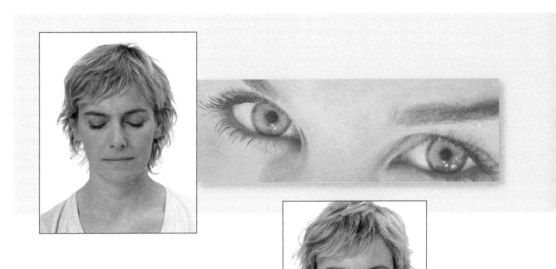

Primera, porque envejecen como las demás partes del cuerpo, pero a veces de manera prematura, como le ocurre a la vista con la presbicia, que puede empezar hacia los 40 años, o la pérdida parcial de audición.

La segunda razón se expone en los automasajes del rostro: para los taoístas, ocuparse de los órganos de los sentidos, de las ventanas de *Shen*, es indirectamente agudizar la vigilancia y la atención.

La tercera razón: reforzar los órganos de los sentidos contribuye a reforzar el *Qi* correspondiente a cada órgano.

Ejercicios de los ojos

Para conservar los ojos intactos, o incluso para recuperar agudeza visual, existe un conjunto de ejercicios de *Qi Gong* llamado «*Qi Gong* para los ojos».

⇥ EL GRAN CÍRCULO

- De pie, con los brazos estirados, pero a la altura del pubis, y con las palmas hacia arriba. Imaginar que los ojos están en las palmas de las manos y seguirlos «con la mirada», con los ojos cerrados, como si un hilo invisible los uniese a los ojos físicos. A continuación, con los brazos estirados, levantar las manos a la altura del rostro y, con las palmas mirando hacia nosotros, acercarlas a los ojos, hasta casi tocarlos.

- Bajar las manos por delante del cuerpo hasta el pubis.

- Repetir estos grandes círculos diez veces o más sin dejar de seguir los ojos de las manos.

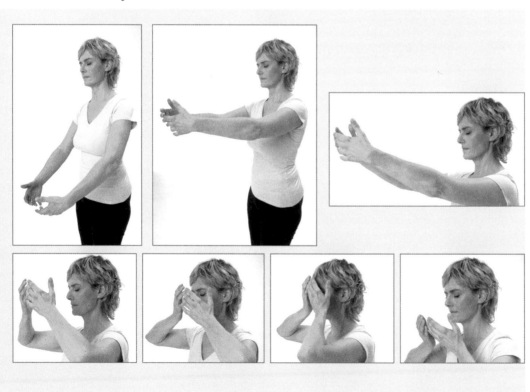

⏩ LA GRAN SEPARACIÓN

■ Con las manos cerca y delante de los ojos, alejarlas entre sí, a 45° de cada lado hasta tener los brazos estirados, y volver. Seguir siempre los ojos de las manos.

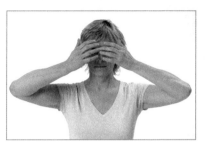
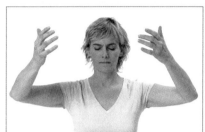

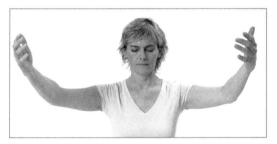
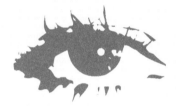

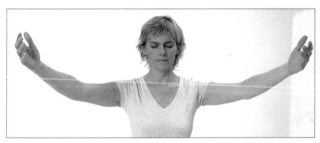
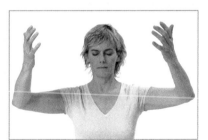

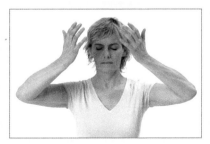
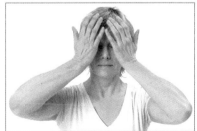

⇥ PEQUEÑOS GIROS

- Con las manos delante de los ojos, seguir los ojos de las manos y realizar pequeños círculos concéntricos; diez veces.

- Cambiar de sentido, haciendo pequeños círculos excéntricos; diez veces.

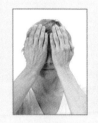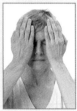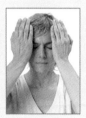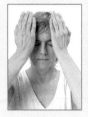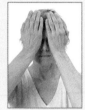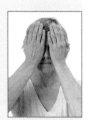

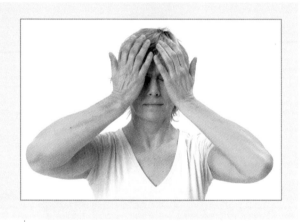

⇥ PALMEO

- Finalizar con un palmeo: las manos palmean los arcos de las cejas.

⇥ COMENTARIOS

- Estos ejercicios están extraídos del *Qi Gong* para los ojos, creado y enseñado por nuestro maestro chino Zhang Ku Lin, en el Instituto Europeo de *Qi Gong*.

- Es un método célebre en China, en Kunming, provincia de Yunnan. Los alumnos que han aprendido y practican este *Qi Gong* han obtenido, todos, en ellos mismos o en sus estudiantes, una mejora significativa de su visión o una estabilización en caso de miopía evolutiva.

- Existen otros métodos parecidos, como el *Qi Gong* de la maestra Ma, también famosa en China. Ma lleva el sobrenombre de «el hada de los ojos».

⇥ AUTOMASAJES

- Completar estos ejercicios mediante automasajes de los puntos de acupuntura alrededor de la órbita, como aparece en las ilustraciones.

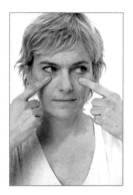 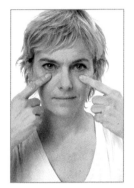 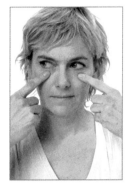 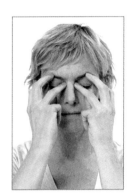

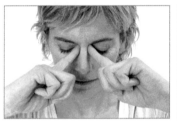 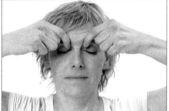 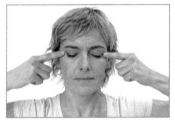

Observación

- Mejor comenzar con «El águila se estira» (página siguiente), y luego continuar con los ejercicios de los ojos.

⇥ BENEFICIOS

- Estos ejercicios evitan o retrasan la aparición o una evolución demasiado rápida de la presbicia, y pueden resultar interesantes en el tratamiento precoz y regular de la degeneración macular relacionada con la edad.

- Al igual que en el caso del yoga para los ojos, el *Qi Gong* para los ojos consta de numerosos ejercicios, complementarios entre sí, y constituyen una auténtica especialidad del *Qi Gong.*

El águila se estira

ALGUNOS EJERCICIOS DE ESTIRAMIENTOS son útiles para dinamizar los ojos, relajar y tonificar los
músculos del cuello y los hombros.

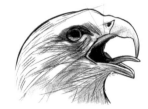

Es el caso de «El águila se estira».

⏩ PRÁCTICA

- Inspirar y espirar, los brazos a los costados del cuerpo, realizando círculos con los hombros, adelante y atrás.
- Con el tiempo, ir aumentando la intensidad de los círculos e implicar al
esternón.
- Durante un último círculo más grande, estirar el cuerpo hacia atrás. Los brazos se separan mientras que las manos ascienden hacia el cielo por los costados y hacia atrás, arqueando las dorsales, la cabeza mira hacia el cielo.
- Al espirar, los brazos y el torso descienden hacia delante. Las manos se
detienen a la altura de las rodillas. Las palmas dirigidas hacia la tierra
(manos y antebrazos conforman un ángulo de 90°), como si se apoya-
sen sobre una esfera de energía (no cerrar los puños para que la energía
pueda circular hasta la punta de los dedos).
- La espalda se estira para estar paralela al suelo.
- Durante la siguiente inspiración, la cabeza se levanta para mirar de frente.
- Abrir bien los ojos. Girar la cabeza de izquierda a derecha para hacer un
círculo completo, la mirada sigue el movimiento, y espirar.
- Después hacer girar la cabeza en sentido inverso, de derecha a izquierda, inspirando y espirando.
- Incorporarse, con la espalda redondeada y flexible, para regresar a la
postura inicial.

⏩ COMENTARIOS

- La visión y la acomodación dependen también de los músculos cervicales.
- Este ejercicio es una manera de tratar las tensiones y de flexibilizar y tonificar esa musculatura, así como los hombros y trapecios.
- Complementa los ejercicios para los ojos, para prevenir presbicias y miopía, y contribuye a descansar los mismos en caso de pasar mucho tiempo
frente a la pantalla del ordenador, al mismo tiempo que tonifica el *Qi* del hígado, relajando todas las partes anatómicas sometidas al estrés de la pantalla y de la postura sentada, incluyendo los antebrazos, las muñecas y los
dedos, con el objeto de prevenir o tratar el síndrome de túnel carpiano.

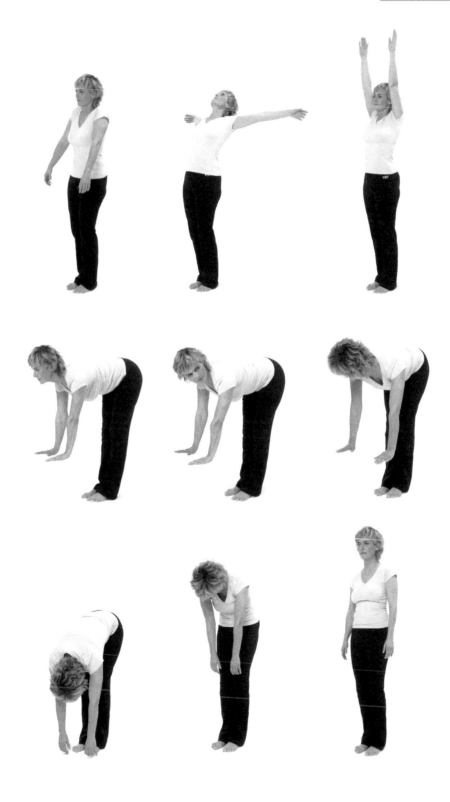

PARA REFORZAR LOS OÍDOS

El tambor celestial nº 1

⟫ PRÁCTICA

- Hundir los extremos de los índices en los conductos auditivos, empujar y estirarlos de golpe para desatascarlos bruscamente.

- Repetir al menos diez veces.

⟫ COMENTARIOS

- La depresión brusca ejercida moviliza el tímpano y crea una depresión ligera en el oído medio.

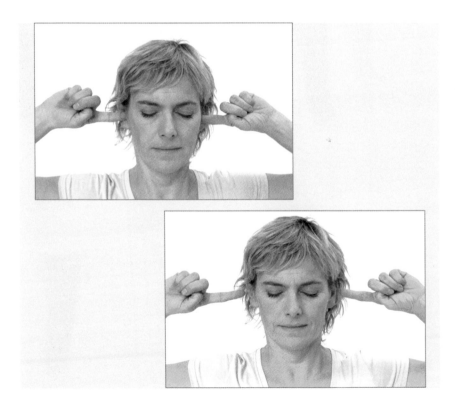

El tambor celestial n° 2

⇥ PRÁCTICA

- Doblar los pabellones de las orejas bajo las palmas, con las manos colocadas sobre estas y los dedos hacia atrás, en contacto con el hueso occipital.

- Colocar los índices sobre los dedos corazón, y dar un golpecito súbito sobre el occipucio con el índice, para producir un sonido que sea lo más fuerte posible.

- Repetir al menos diez veces.

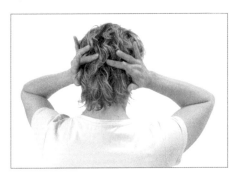 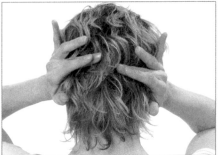

⇥ COMENTARIOS

- Esta forma de tambor celestial es la más clásica de los ejercicios de longevidad de los monjes taoístas para proteger los oídos del envejecimiento. La conducción ósea estimula directamente el nervio auditivo.

- A los chinos les encanta practicar estos ejercicios a partir de los 40 años, lo hacen por puro placer.

⇥ BENEFICIOS

- Estos dos ejercicios completan el automasaje de los oídos para eliminar el estancamiento de *Qi* y de sangre en la región, facilitando una mejor circulación de la arteria del oído medio.

- El tambor celestial número 1 y número 2 tienen por misión mantener la integridad del tímpano, el laberinto, el nervio auditivo y los huesecillos, martillo, yunque y estribo, a fin de prevenir la sordera y los acúfenos. Señalemos que, con la edad, la otoesclerosis produce sordera, al hacer que los huesecillos del oído se suelden progresivamente entre ellos.

PARA FORTALECER LOS HUESOS

Nutrir los huesos

EL PROGRAMA ANTI-AGE PRESENTADO en este libro insiste en el manteni-miento de la integridad de las articulaciones y en la flexibilidad a través de los movimientos de *Qi Gong*. Pero esta no es la única manera de pre-venir los efectos del envejecimiento.

Por lo general, es el único remedio que propone la medicina occiden-tal para prevenir el envejecimiento de los huesos: sugiere el ejercicio fí-sico, que tiene una acción preventiva de la osteoporosis y también evita que avance rápidamente.

La cultura china, para reforzar los huesos (quiere tener huesos jóve-nes), se provee de tres medios diferentes: el primero es comparable al en-foque occidental: ¡moverse! Artes marciales, *Tai ji Quan* y *Qi Gong* movili-zan las articulaciones, vascularizan vértebras y discos, partiendo del mismo principio. Si no hay movimiento, aparece la degeneración. El segundo me-dio propuesto y aplicado en el *Qi Gon* consiste en reforzar el *Qi* de los ri-ñones, porque el *Qi* de los riñones alimenta los huesos y las médulas. Para ello son recomendables la postura estática «Abrazar el árbol», la de las manos en los riñones y la de la tortuga que engulle la energía *Yang*, cuyo propósito es precisamente reforzar los huesos, actuando sobre *Ming Men* y *Jing Qi* por medio de los ejercicios de la pelvis. «La ondulación del dragón» también resulta muy efectivo al hacer que penetre el *Yuan Qi* en el *Zhong Mai*, la columna vertebral, las vértebras, los discos y la médula espinal.

Lo mismo vale para «La cabeza de tortuga», que activa la pequeña circulación celeste, como también lo hace «La ondulación del dragón».

El tercer medio es puramente energético: cuando nos ejercitamos abriendo los meridianos curiosos mediante ejercicios físicos concretos o a través de la consciencia, en meditación, se consigue que penetre un superávit de *Jing Qi* en los huesos de todas las extremidades.

Estas técnicas fueron muy desarrolladas en los *Qi Gong* espirituales, entre los monjes Shao Lin y los monjes taoístas, antes de ser divulgadas y convertirse en una práctica laica, principalmente entre los practicantes de artes marciales y los monjes guerreros.

En la tradición Shao Lin, fue Bodhidharma, el monje budista llegado de la India en el siglo VI, quien fundamentó dos tratados de práctica: el método de refuerzo de músculos y tendones (*Yi Jin Jing*) y el método de lavado[1] de las médulas.

Este último desarrolla todos los ejercicios para reforzar los huesos hasta el punto de poder resistir los golpes de varillas de madera flexible, luego de varillas de madera y a continuación de barras de hierro, permitiendo incluso que los huesos ancianos resistan los golpes más violentos.

Pero en un enfoque preventivo anti-age no es necesario llegar a tales extremos. El entrenamiento antienvejecimiento aquí propuesto contiene ejercicios suficientes para rejuvenecer los huesos, pero les añadiremos también: la respiración a través de los huesos, el *Dao Yin* de los huesos, y los ejercicios para manos y pies.

Los taoístas consideran que la médula de los huesos es la reserva secreta de *Jing Qi*. Además de en *Ming Men*, *Jing Qi* se puede almacenar voluntariamente en las médulas. Si se nutre a los huesos, estos continuarán íntegros y no se degenerarán o al menos no lo harán a la misma velocidad.

Se previene o detiene la osteoporosis.

Toda la práctica del *Qi Gong* genera *Jing*, en particular el árbol y los ejercicios del ciervo. Así pues, de manera automática, se almacena el excedente de *Jing* en los huesos.

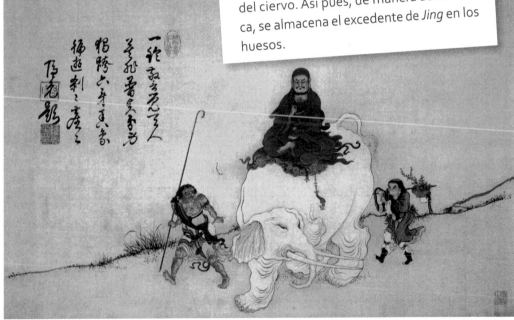

---

1. En el sentido de purificación.

La respiración a través de los huesos

YA DESCRITA EN NUESTRO LIBRO *Qi Gong, la gymnastique des gens heureux*,[1] esta respiración-visualización se practica acostado.

▸▸ PRÁCTICA

■ Tendido sobre la espalda, con los brazos a los costados, o acostado en una cama.

■ Respirar imaginando que la energía pura de la naturaleza atraviesa la piel y penetra en cada hueso del cuerpo, segmento a segmento, siguiendo este orden:

– los pies,
– las piernas,
– las rótulas,
– los muslos,
– la pelvis,
– la columna vertebral,
– las costillas y el esternón,
– los omóplatos y las clavículas,
– los brazos,
– los antebrazos,
– las muñecas,
– las manos,
– los huesos de la cara,
– el cráneo

■ Espirar dejando salir por la piel el aire utilizado, pero manteniendo la energía en los huesos.

Importante

■ Añadir cada segmento nuevo al anterior.

■ Al final del ejercicio, respirar por todos los huesos del cuerpo.

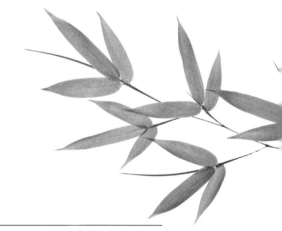

---

1. *Qi Gong, la gymnastique des gens heureux*, de Yves Réquéna (Guy Trédaniel Éditeur; pág. 97).

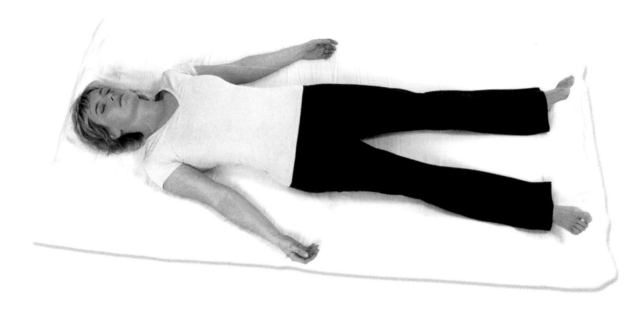

Duración

- 15 minutos como mínimo.

▸▸ COMENTARIOS

- Se recomienda practicar esta respiración de la estrategia anti-age por la noche, antes de acostarse, o en cualquier momento de la jornada si se necesita energizarse rápidamente antes de llevar a cabo nuevos esfuerzos.

- Cuidado porque se tiende a caer rápidamente en el sueño. Esta visualización requiere un esfuerzo para permanecer relajado, pero despierto.

- La respiración a través de los huesos es muy aconsejable para los deportistas cuando quieren recuperarse tras haber efectuado grandes esfuerzos durante un período largo: competición de fútbol, de tenis, vuelta ciclista...

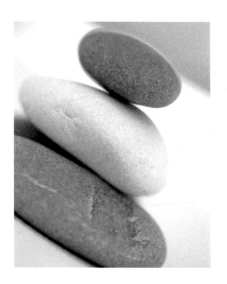

➤➤ BENEFICIOS

- La respiración a través de los huesos es recomendable para la recuperación más rápida de una fractura. Se puede llevar a cabo varias veces al día concentrándose en la articulación dañada.

- Si se es personalmente consciente del inicio de la osteoporosis, si la enfermedad está evolucionada o bien es muy posible que se pueda desarrollar, se aconseja concluir la sesión de *Qi Gong* con la respiración a través de los huesos para beneficiarse de inmediato del *Jing* elaborado durante la práctica. También se puede realizar tras haber permanecido 15 minutos en la postura estática «Abrazar el árbol».

- En caso de osteoporosis, se intercalará de manera facultativa la sesión de *Qi Gong* de la respiración a través de los huesos con el masaje del final de *Qi Gong*: el *Dao Yin* de los huesos.

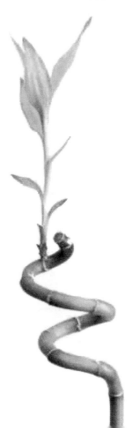

El *Dao Yin* de los huesos

Se trata de un sistema que los antiguos taoístas practicaban metódicamente tras todas las sesiones prolongadas de *Qi Gong* o bien tras una meditación, como la apertura de la pequeña circulación celeste.

Este masaje es distinto del masaje *Dao Yin* del inicio de la sesión. Se aplica con más apoyo de las manos y se utilizan los puños.

⏩ PRÁCTICA

- Sentados o de pie, empezar masajeando el rostro subiendo las manos, desde el mentón hacia el cabello, apoyándolas con bastante fuerza.
- Continuar rodeando el cuero cabelludo, el occipucio y el cuello para regresar al mentón y volver a comenzar varias veces.
- A continuación golpear suavemente con los puños toda la superficie del cráneo.
- Luego masajear entre el pulgar y el índice los pabellones de las orejas, pellizcando con bastante fuerza.
- Pellizcar después los lóbulos de las orejas y estirar tres veces.
- Continuar golpeando:
  – los hombros, los brazos, los antebrazos,
  – la parte superior del pecho,
  – los costados,
  – el *Ming Men*,
  – el *Dan Tian*,
  – los muslos,
  – las pantorrillas.
- Terminar frotando la planta de los pies, veinte veces o más cada una.

Observación

- Frotar más que rozar.
- En lugar de golpetear con los puños, dar un golpe sordo, como para estremecer.

⏩ BENEFICIOS

- El objeto de este *Dao Yin* es condensar el *Qi* puro, la esencia acumulada en el transcurso de la práctica de *Qi Gong* o de movimientos en el interior de las médulas, a fin de almacenarlo y evitar que se disperse, alimentando las estructuras nobles y participando en el cambio del nivel de consciencia y despertar en el cerebro.
- En todo caso, se podría decir que la finalidad de los practicantes sería prevenir el envejecimiento de los huesos y la osteoporosis. Pero es algo evidente.

REJUVENECER MANOS Y PIES

SOBRE TODO HAY DOS SITIOS donde el envejecimiento resulta evidente cuando se alcanza la edad de deficiencia fisiológica: las manos y los pies; viéndose especialmente afectadas las articulaciones interfalángicas.

Las bolas de *Qi*

- Los chinos no se han inventado nada mejor que las bolas de *Qi*, ahora célebres en Occidente, pues las venden en todos los comercios chinos.

- En su tiempo libre, en los parques o en sus casas, los chinos agarran estas dos bolas en la mano, dos por mano, para practicar con las dos manos a la vez, o bien primero con una mano y luego con la otra, y las giran entre sí en un sentido y luego en el otro.

⇥ BENEFICIOS

- Elimina los anquilosamientos de energía y de sangre en las articulaciones de los dedos, previene los nódulos de Heberden, la artrosis interfalángica con dedos en gatillo y las deformaciones de las manos, a veces muy dolorosas.

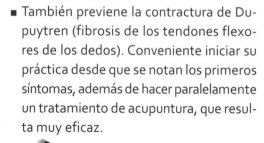

- También previene la contractura de Dupuytren (fibrosis de los tendones flexores de los dedos). Conveniente iniciar su práctica desde que se notan los primeros síntomas, además de hacer paralelamente un tratamiento de acupuntura, que resulta muy eficaz.

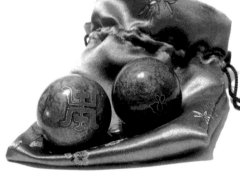

Gimnasia de los dedos de los pies

⇥ PRÁCTICA

- De pie, de rodillas o sentados en el borde de una silla, con los pies descalzos, flexionar los dedos de los pies hacia dentro y apoyarse como si quisiéramos levantarnos sobre los dedos así flexionados.

- Luego devolver los dedos a su posición normal y apoyar con fuerza o incluso andar de puntillas.

⇥ BENEFICIOS

- Los dedos de los pies se degeneran con rapidez al ir avanzando la edad: dedos en martillo, deformaciones, juanetes, etc.

- El ejercicio de los dedos de los pies debería practicarse con regularidad desde el momento en que se empiece a observar que los pies tienden a deformarse o que provocan dolores artrósicos.

- Lo ideal sería empezar incluso antes porque la deformación de los dedos puede afectar la bóveda plantar, haciendo que se hunda y que ello repercuta no solo a la postura estática, sino también a las rodillas, las caderas y, en consecuencia, a la columna vertebral.

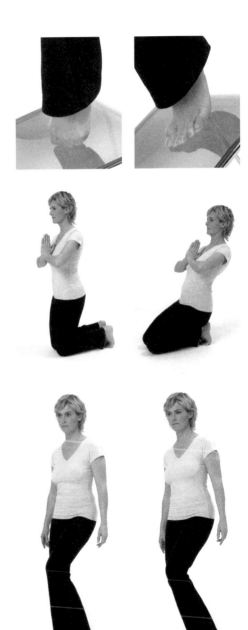

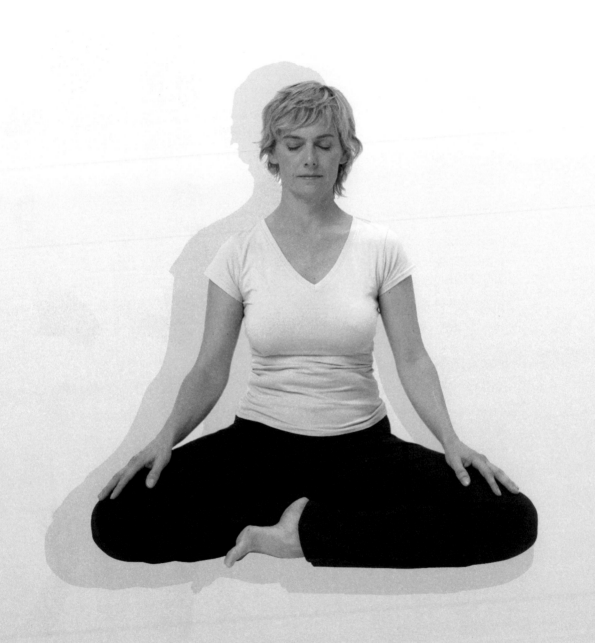

Quinta parte

la
meditación

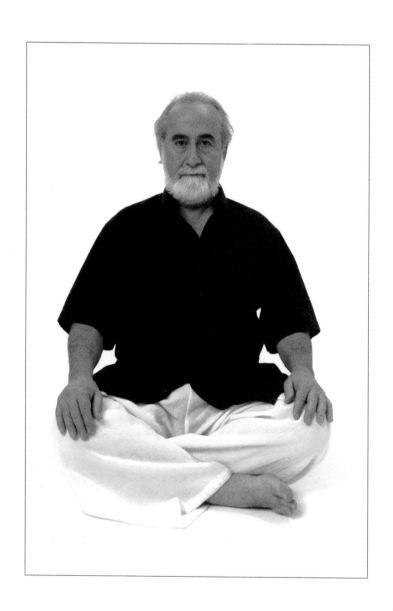

La longevidad pasa por la meditación

Todos los ejercicios de *Qi* expuestos en este libro son, a ojos de los monjes y adeptos del taoísmo, las bases generales de prevención y las bases medicinales para prevenir el envejecimiento. En los templos, la formación cotidiana de los monjes es dura: *Qi Gong*, artes marciales, manejo del sable, la espada y la lanza. Se entrena el cuerpo y se refuerza la vitalidad.

Es lo que en el Tao se denomina construir los fundamentos. Este entrenamiento no es más que una preparación a la meditación. La meditación lo prolonga. La meditación representa el acto puro de cultivar la longevidad. Pues en ella tiene lugar la integración de la vitalidad en vigor cerebral y en el refinamiento de la mente.

Los practicantes hablan de «alquimia interna», pues se trata de entrar en el silencio de la mente permitiendo «la transmutación de la materia», a los ojos de los partidarios de esta disciplina que busca la inmortalidad, en el sentido espiritual del término.

¿Estos profundos procesos fisiológicos implican una reprogramación genética? ¿Influyen sobre nuestro ADN, en los telómeros? No hay nada que no permita suponerlo cuando se sabe que el *Qi Gong* «físico» es el único que facilita la reprogramación de los glóbulos blancos. Independientemente de la causa, en la tradición se admite que los adeptos que alcanzan la longevidad más extrema son quienes han asociado las prácticas de meditación de alquimia interna con su práctica de *Qi Gong*.

Meditación y sabiduría

LA MEDITACIÓN FACILITA también la distancia con respecto al yo, nos da una visión más panorámica de la vida y un enfoque totalmente distinto de la muerte.

La muerte no es una pérdida, un final; es una etapa. Prepararse mediante la meditación permite aceptarla mejor e intentar realizar la experiencia espiritual esencial.

Tanto para taoístas como para budistas, la naturaleza profunda de la mente es el vacío absoluto, lo que otros llamarían más bien consciencia absoluta o Dios. La búsqueda de la sabiduría consiste en alcanzar a ver la naturaleza vacía de la mente, y realizar lo que los alquimistas denominaron el regreso al origen.

Es decir, entre la búsqueda de la longevidad y la de la inmortalidad o, dicho de otro modo, la realización espiritual, no hay diferencia.

Fundamentalmente, eso significa que la longevidad que busca y obtiene el alquimista no es una longevidad en el sentido «estrictamente personal», sino una longevidad útil para llegar a la realización espiritual; es decir, a la naturaleza «vacía» de la mente.

Aunque nosotros, los occidentales que vivimos una vida mundana, no nos sintamos necesariamente muy concernidos por esta búsqueda, podemos utilizar el camino de la meditación y de la alquimia como algo muy reestructurador, muy reequilibrador de la crispación entre la vida y la muerte, o simplemente para lidiar con el estrés de la vida cotidiana y la ansiedad que provoca el hecho de envejecer.

Es algo que se irá desarrollando en nosotros, y que nos permitirá avanzar en la existencia con más sabiduría y serenidad de lo que lo haríamos sin este recurso.

La meditación completa la acción del *Qi Gong*, remata sus efectos regeneradores facilitando la transformación de la esencia –*Jing*– acumulada mediante la práctica consciente, *Shen*.

Suscita el desarrollo espiritual y la sabiduría, muy adecuada para hacernos comprender la relatividad de las cosas y proporcionarnos serenidad y conocimiento.

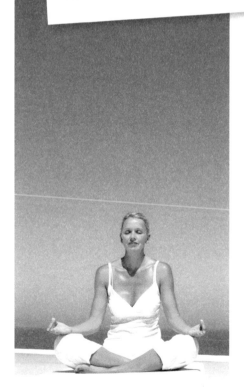

La respiración embrionaria

⇥ PREPARACIÓN

■ Sentarse en un cojín de meditación o en el borde de una silla, con la columna vertebral derecha.

■ También se puede realizar acostado sobre el lado derecho, con la cabeza sobre un cojín para alinear las cervicales con las dorsales, la mano derecha sobre el cojín, cerca del rostro, y la izquierda reposando sobre la cadera.

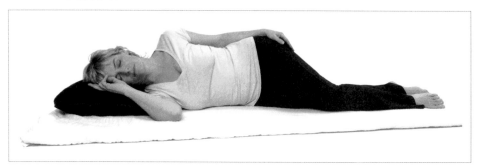

⇥ PRÁCTICA

■ Cerrar los ojos.

■ La punta de la lengua toca el paladar.

■ Respirar por la nariz de manera natural, sin forzar.

■ A continuación reducir progresivamente la amplitud de la respiración y aumentar progresivamente la duración de la inspiración y la espiración.

⇥ CONCENTRACIÓN

■ La concentración se sitúa alrededor del ombligo. Manteniendo una atención ligera y sin crispación en esta región, da la impresión de que se respira por el ombligo, y no por la nariz.

■ Cuanto más lenta es la respiración, más se serena la mente, absorta en sí misma.

➥ BENEFICIOS

■ Sin premeditación, las cosas se hacen por sí mismas, soltando.

■ Nuestra consciencia se acerca progresivamente a su dimensión original y pura, tal como era en nuestra condición embrionaria.

■ La respiración embrionaria constituye el medio más directo de entrar en contacto con la verdadera naturaleza de la mente, pero también, en cierta manera, para reactivar los potenciales fisiológicos del embrión, a fin de reorganizar la materia, reprogramarla y regenerarla.

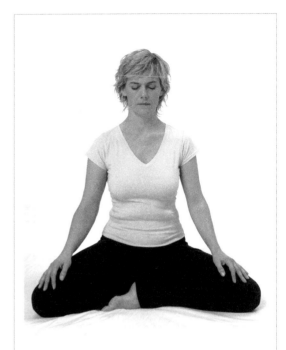

↪ **Cuanto más tranquila está la mente, más lenta y sutil es la respiración.**

■ Esta meditación es una de las técnicas más evolucionadas de la alquimia interna, muy respetada por los taoístas. Claro está, si la mente ha sido entrenada con antelación para concentrarse, simplificada en sus complicaciones, purificada en sus emociones, y si el cuerpo es capaz de proezas fisiológicas y de suspender casi la respiración, los resultados se ven entonces muy potenciados.

■ El entrenamiento regular permite que cada uno progrese y se aproxime de la mejor manera posible a este estado meditativo regenerador. Es como una pausa en la vida, que puede realizarse en cualquier momento de la jornada, incluso acostado antes de caer en el sueño.

El *Qi Gong* es una
bella aventura
y, sin duda, ayuda
a **envejecer mejor**...

Una de mis antiguas alumnas me preguntaba esta semana:
–¿Qué puedo hacer para adaptar este ejercicio a las personas de edad avanzada?

Yo le contesté haciéndole a mi vez la pregunta:

–Pero ¿tú qué edad tienes?

–Setenta y siete –me contestó ella… pensando cómo enseñar a sus coetáneos.

La práctica regular del *Qi Gong* refuerza el cuerpo y la mente. Las sensaciones que procura el *Qi Gong* no son comparables con las de ninguna otra actividad: te aporta sensación de frescura, de limpieza interior, es como si nos diésemos una ducha interna, pero también te da vigor, solidez y tranquilidad.

Practicar *Qi Gong* es algo placentero: te resulta placentero durante la sesión, pero además ese placer dura mucho tiempo después y puede convertirse en un estado permanente en los más perseverantes. Es bienestar en estado puro.

Quienes practican *Qi Gong* suelen afirmar: «La felicidad está en el *Qi*».

Al mismo tiempo, el *Qi Gong* presenta siempre un ejercicio o varios para que puedan adaptarse a cada persona, a cada caso. Por otra parte, cuando se practica en grupo el mismo movimiento, se tiene la sensación de participar en una danza, disfrutando del mismo ritmo, de la sincronización, de la respiración, del compartir.

Recuerdo a menudo una ocasión, en Buenos Aires, donde ofrecía un seminario en el que participaban una joven de 18 años y un hombre de 78.

Ambos se beneficiaron de los mismos movimientos: percepción de bienestar y sensación de regeneración.

Fácil y accesible para todos, incluso para las personas de movilidad reducida, el *Qi Gong* está sin duda destinado a gozar de un gran futuro en nuestra sociedad, con usos concretos dependiendo del lugar de aplicación y de las personas. Sin duda es una buena práctica anti-age que nos permite envejecer mejor, tal como confirman todos los testimonios que recogemos de nuestros alumnos y de los alumnos de quienes hemos formado en este método.

Agradezco aquí a todos mis maestros, a Cyrille Javary, a todos los que me han apoyado en la realización de esta obra y a Simone Thill, que se ha prestado a posar para las fotos y a practicar para las imágenes del vídeo explicativo que pueden encontrar en www.youtube.com/watch?v=tHVaMmwsZHo.

↪ **Que este libro contribuya todavía más a la difusión del *Qi Gong* para un mejor envejecimiento.**

Yves Réquéna

QI GONG ANTI-AGE: vídeo de youtube
https://www.youtube.com/watch?v=tHVaMmwsZHo

Bibliografía

- Belpomme, Dominique y Pascuito, Bernard. *Ces maladies créées par l'homme: comment la dégradation de l'environnmentmet en périlnotre santé*, Ed. Albin Michel, 2004.

- Curtay, Jean-Paul. *Okinawa: Un programme global pour mieux vivre* (nueva edición revisada y aumentada), Édition Anne Carrière, 2009.

- Dong, Liu. *L'ABC du Qi Gong*, Edition Grancher, 1995.

- Goleman, Daniel y Dalai Lama. *Surmonter les* émotions *destructrices: un dialogue avec le Dalaï Lama*, Ed. Robert Laffont, 2003.

- Jones, Brian M. «Changes in cytokine production in healthy subjects practicing Guolin Qi Gong: a pilot study». *B.M.C. Complementary and Alternative Medicine*, 2001; 1:8.

- Layet, Maxence. *L'énergie secrète de l'univers*, Guy Trédaniel Éditeur, 2006.

- Lee, M.S. y Ryu, H. «Qi-training Enhances Neutrophil Function by Increasing Growth Hormone Levels in Elderly Men». *Int. J. Neurosci*, 2004; 114(10): págs. 1.313-1.322.

- Lee, M.S.; Kang, C.W.; Shin, Y.S.; Hun, J.H.; Ryu, H.; Park, J.H. y Chung, H.T. «Acute Effects of Chundosunbup Qi-training on blood concentrations of TSH, calcitonin, PTH and thyroid hormones in elderly subjects». *Am. J. Chin. Med.*, 1998; 26(3-4): págs. 275-281.

- Li, Fu Zhong; Fisher, K. John; Harmer, Peter y McAuley, Edward. «Delineating the Impact of Tai Chi Training on Physical Function Among the Elderly». *Am. J. Prev. Med.*, 2002; 23(2S): págs. 92-97.

- Li, Q.Z.; Li, P.; García, G.E.; Johnson, R.J. y Feng, L. «Genomic Profiling of Neutrophil Transcription in Asian Qi Gong Practitioners: A Pilot Study in Gene Regulation by Mindbody Interaction». *J. Altern. Complement. Med.*, 2005; 11(1): págs. 29-39.

- Lin, Liao Yi. *Le trésor du Qi Gong, la Bannière de Ma Wang Dui*, Guy Trédaniel Éditeur, 2009.

- Manzaneque, Juan M.; Vera, Francisca M.; Maldonado, Enrique F.; Carranque, Gabriel; Cubero, Víctor M.; Morell, Miguel y Blanca, María J. «Assessment of immunological parameters following a Qi Gong training program». *Med. Sci. Monit.*, 2004; 10(6): CR 264-270, PMID: 15173671.

- Réquéna, Yves. À la *découverte du Qi Gong*, Guy Trédaniel Éditeur, 1995. Reedición en 2008.

- —. *Les Mouvements du bonheur: Wu Dang Qi Gong*, Guy Trédaniel Éditeur, 2005.

- —. *Qi Gong, la gymnastique des gens heureux*, Guy Trédaniel Éditeur, 2003. Traducción en español y en alemán.

- —. *Terrains et pathologie en acupuncture*, Édition Maloine, 1980, 1982, 1987 (3 volúmenes). Traducción en inglés e italiano.

- —. «The Influence of Qi Gong on the Immune System in Alternative Treatments for HIV Infection». *Science Press*, Nueva York, 1994.

- Réquéna, Yves y Layet, Véronique. *Le curcuma: vertus et bienfaits*, Guy Trédaniel Éditeur, 2010.

- Rosenfeld, Frédéric. *Méditer c'est se soigner*, Ed. Les Arènes, 2007.

- —. *S'arrêter de fumer avec 1 séance d'acupuncture*, Guy Trédaniel Éditeur, 2004.

- Schmitz-Hübsch, Tanja; Pyfer, Derek; Kielwein, Karin; Fimmers, Rolf; Klockgether, Thomas y Wüllner, Ullrich. «Qi Gong Exercise for the Symptoms of Parkinson's Disease: A Randomized, Controlled Pilot Study». *Movement Disorders*, vol. 21, n°4, 2006.

- Servan-Schreiber, David. *Anti-cancer: prévenir et lutter grâce à nos défenses naturelles*, Ed. Robert Laffont, 2007.

- Tsang, Hector W.H.; Fung, Kelvin M.T.; Chan, Ashley S.M.; Lee, Grace y Chan, Fong. «Effect of a Qi Gong Exercise Programme on Elderly with Depression». *International Journal of Geriatric Psychiatry*, 2006; 21: págs. 890-897.

- Ulm, G. «Differential therapy of advanced Parkinson's disease with specific references tocomplementary therapeutic approaches». *Schweiz. Rundsch. Med. Prax.*, 2004; 93(45): págs. 1.869-1.872.

- Venglar, M. «Case Report: Tai Chi and Parkinsonism». *Physiother. Res. Int.*, 2005; 10(2): págs. 116-121.

- Wang, C.X. y Xu, D.H. «Influence of Qi Gong Therapy Upon Serum HDL-C in Hypertensive Patients». *Yi Jie He Za Zhi*, 1989; 9(9): págs. 543-544, 516.

- Wu, Ge. «Evaluation or the Effectiveness of Tai Chi for Improving Balance and Preventing Falls in the Older Population – A Review ». *Journal of the American Geriatric Society*, 2002; 50: págs.746-754.

- Yu Huan, Zhang y Rose, Ken. *Pour mieux comprendre le Qi*, Guy Trédaniel Éditeur, 2006. Traducido del inglés por Christine Lefranc y Eulalie Steens.

Para saber +

El Instituto Europeo de Qi Gong ofrece cada
año una formación completa diplomada
de *Qi Gong anti-age*.

——— **Instituto Europeo de Qi Gong** ———
Chemin de Chave -13840 Rognes (Francia)
Tel: +33 (0)442502814
e-mail: info@ieqg.com
www.ieqg.com

Índice